ADAC

Rügen

Hiddensee und Stralsund

von Janet Lindemann

10 ADAC Top Tipps

Das müssen Sie gesehen haben! Die zehn Top Tipps bringen Sie zu den absoluten Highlights.

25 ADAC Empfehlungen

Unterwegs gut beraten: Diese 25 ausgesuchten Empfehlungen machen Ihren Urlaub perfekt.

Preise für ein DZ mit Frühstück:
€ | bis 70 €
€€ | bis 130 €
€€€ | ab 130 €

Preise für ein Hauptgericht:
€ | bis 10 €
€€ | bis 15 €
€€€ | ab 15 €

Intro

ADAC Quickfinder

Hier finden Sie die Orte, Sehenswürdigkeiten und Attraktionen, die perfekt zu Ihnen passen.

Unterwegs

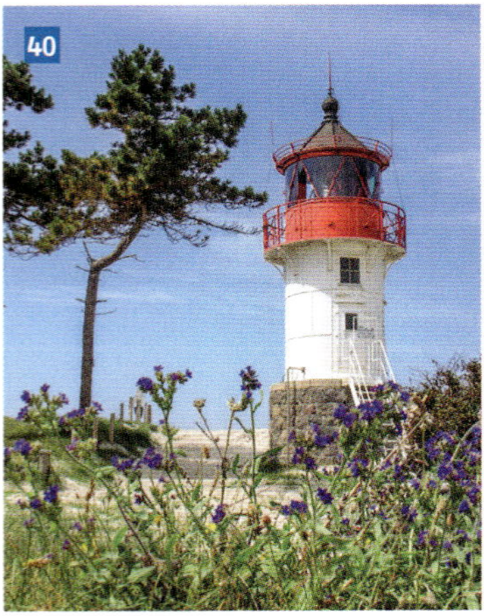

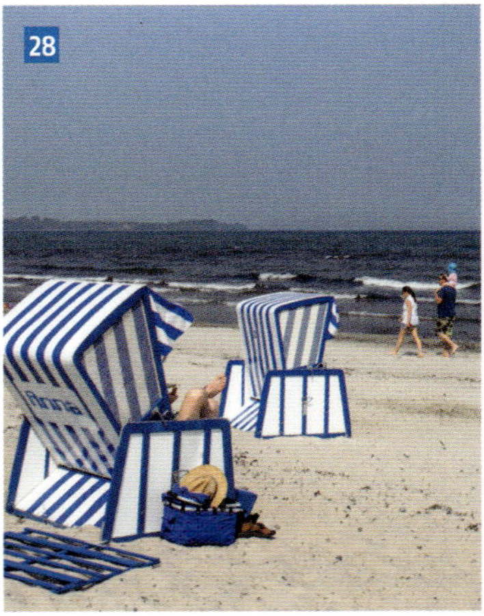

Zu diesen Orten und Sehenswürdigkeiten finden Sie Detailkarten im Innenteil des Reiseführers.

Service

Alle wichtigen reisepraktischen Informationen – von der Anreise über Notrufnummern bis hin zu den Zollbestimmungen.

Umschlag:

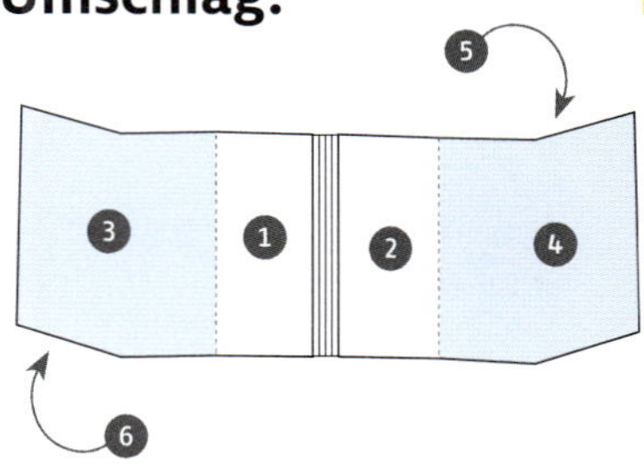

1 **ADAC Top Tipps:** Vordere Umschlagklappe, innen 1
1 **ADAC Empfehlungen:** Hintere Umschlagklappe, innen 2

Übersichtskarte Rügen: Vordere Umschlagklappe, innen 3
Übersichtskarte Stralsund: Hintere Umschlagklappe, innen 4
Hiddensee und Stadtplan Bergen: Hintere Umschlagklappe, außen 5
Drei Tage auf Rügen: Vordere Umschlagklappe, außen 6

Trauminsel mit Sandstränden und Seebäderromantik

Rund 6,5 Mio. Übernachtungen werden auf Rügen jährlich gezählt. Die Insel punktet mit Schönheit und Ursprünglichkeit

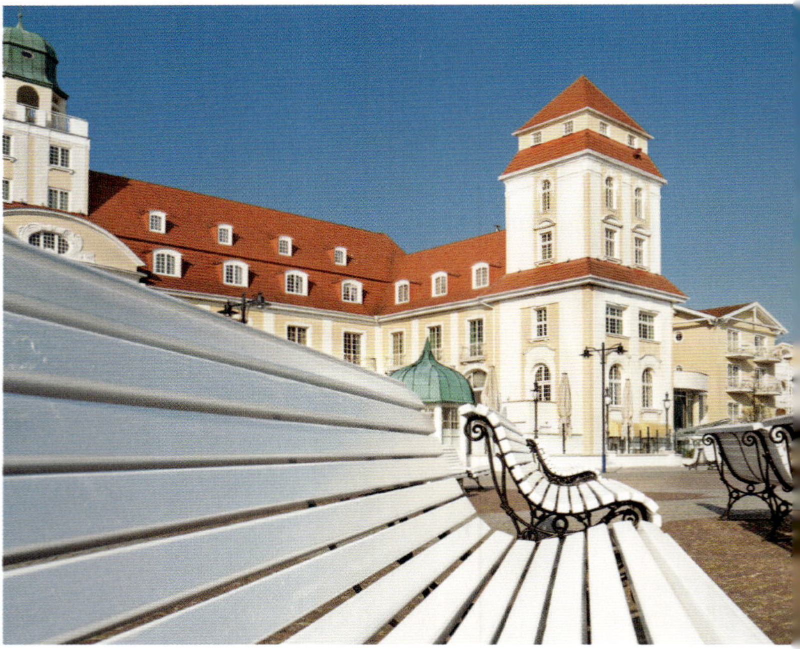

Das Kurhaus im Ostseebad Binz ist eines der Wahrzeichen Rügens

Rügen, die Inselschönheit in der Ostsee, landet bei Umfragen nach Deutschlands beliebtesten Reisezielen immer ganz weit vorne. Zu Recht. Die flächenmäßig größte deutsche Insel bietet nicht nur viele sonnige Momente, sondern auch jede Menge Abwechslung. Hier gibt es das, wovon die meisten Besucher träumen: kilometerlange feinsandige Strände, versteckte Buchten, schattige Zauberwälder, blühende Landschaften, weite Felder, Hünen- und Hügelgräber, kleine Ortschaften mit reetgedeckten Häuschen, Seebäder mit schmucken Villen im Bäderstil, Kurplätze, Häfen und Leuchttürme, grüne Tunnel und Radwege am Meer, Wellen aus Gischt und Wälle aus Feuersteinen. Und natürlich die berühmten Kreidefelsen, die – Caspar David Friedrich sei Dank! – Rügen in aller Welt bekannt gemacht haben.

Selbst in der Hochsaison findet man auf Rügen ein stilles Plätzchen am Wasser. Im Süden zum Beispiel. Die Halbinsel Zudar ist ein wahres Naturparadies. Menschen sind Mangelware. Während die Massen zur Nordspitze Kap Arkona pilgern, ist die Südspitze Palmer Ort ein wenig beachteter Platz. Etwas weiter östlich befindet sich das

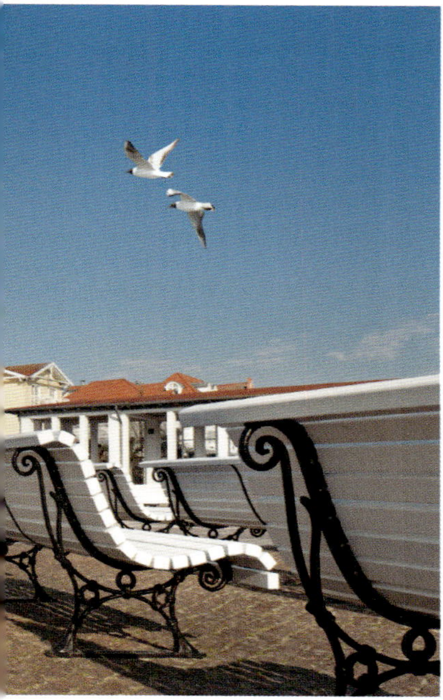

Gelbe Ufer. An manchen Tagen ist man allein unter Uferschwalben. In den Buchten lässt es sich wunderbar sonnen. Wer es sportlich liebt, schnürt die Schuhe und läuft los. Wandern wird hier zum meditativen Erlebnis. Der Blick reicht weit über den Bodden bis zum Festland. Segelboote gleiten über das Wasser, Schwäne gründeln, Wildgänse ziehen vorüber, die Luft ist klar und würzig, besonders im Winter.

Naturerlebnisse zwischen Bodden und Kreideküste

Auch der Westen Rügens ist ein Landstrich, in dem es einsame Orte gibt. Wer über die 250 m lange Brücke nach Ummanz fährt, erlebt winzige Dörfer in einer weiten Landschaft, eingerahmt von Bodden und Strom. Im Frühjahr und Herbst ist das laute Trompeten der majestätischen Kraniche zu hören, die sich die Rügen-Bock-Region als Schlafplatz auserkoren haben. Von einem hölzernen Beobachtungsturm in Tankow kann man sie besonders gut beobachten. Wenn sich die Vögel des Glücks vor glutrot gefärbtem Abend-

Inseltypische Architektur: reetgedecktes Haus auf Hiddensee (unten) – Der Inselzug Rasender Roland (ganz unten)

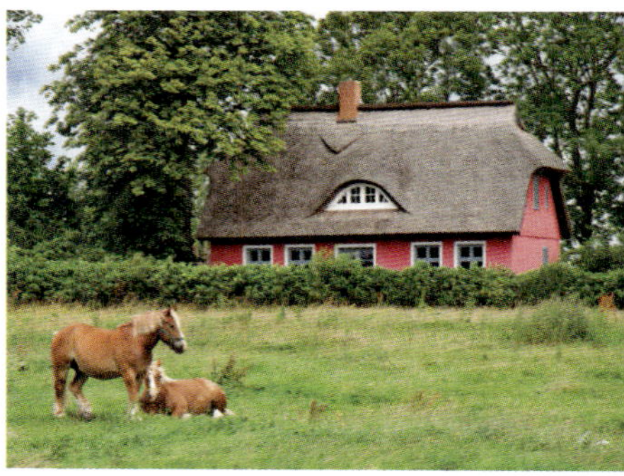

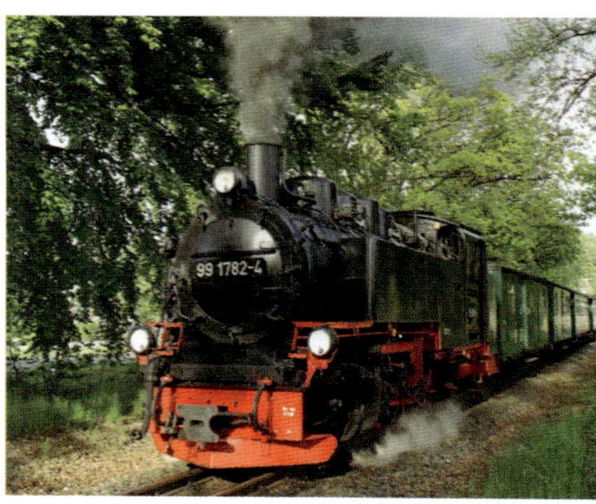

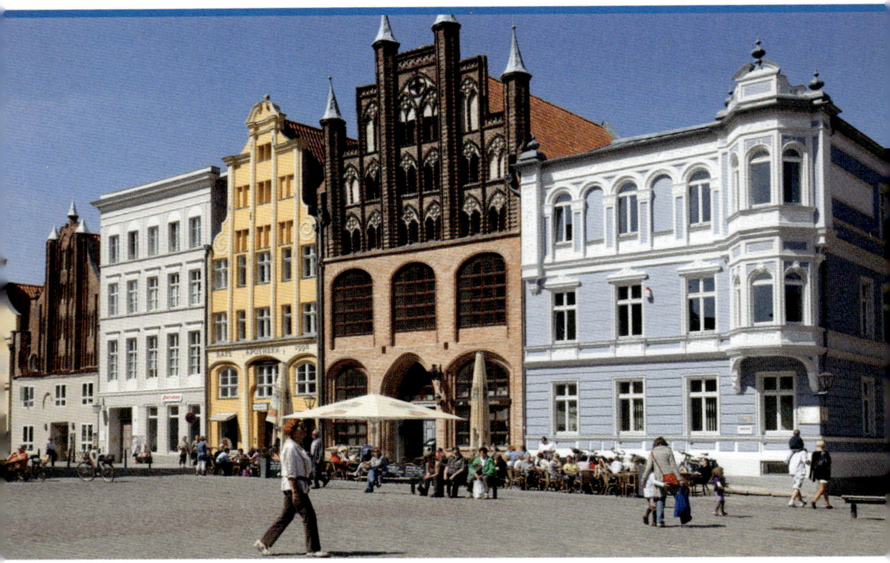

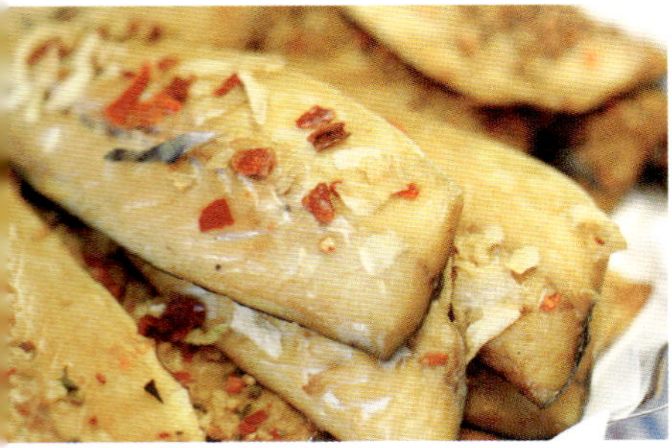

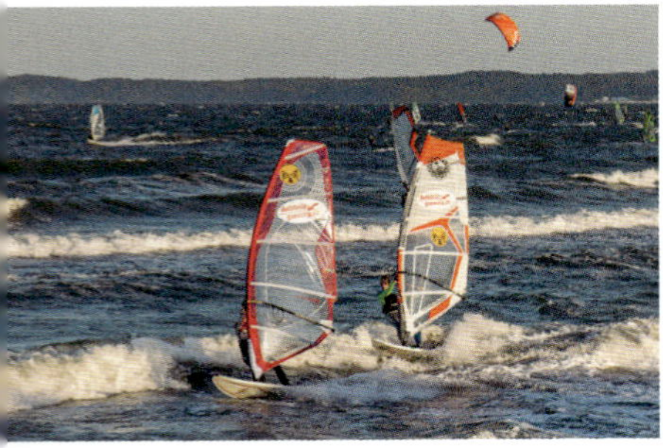

Am Alten Markt in Stralsund (oben) – Typisch für die Inselküche: Fisch in allen Variationen (Mitte) – Rügen ist ein beliebtes Kite- und Surfrevier (unten)

himmel in den seichten Boddengewässern niederlassen, wird das Herz weit und zufrieden. Diese schöne Landschaft gehört zum Nationalpark Vorpommersche Boddenlandschaft und ist von besonderer Bedeutung. Pflanzen und Tiere, die andernorts längst ausgestorben sind, wachsen und gedeihen hier. Noch ein weiteres Schutzgebiet gibt es auf Rügen: den Nationalpark Jasmund. Er ist der kleinste seiner Art in Deutschland. Hier ist auch die berühmte Kreideküste mit dem Königsstuhl zu finden. Der Sage nach soll derjenige zum König ernannt worden sein, dem es gelang, den 118 m hohen Kreidefelsen von der Seeseite aus zu erklimmen. Ein Hochuferweg führt von der Hafenstadt Sassnitz an der Kreideküste vorbei bis nach Lohme. Die Buchenwälder am Wegesrand gehören zum UNESCO-Weltnaturerbe.

»Nach Rügen reisen, heißt nach Sassnitz reisen«, schwärmte einst Dichter Theodor Fontane. 1894 weilte er in

Sassnitz und ließ Ortsnamen und Naturschönheiten in seinen Roman »Effi Briest« einfließen. Musiker Johannes Brahms fand in dem Küstenstädtchen mit dem reizenden Fischereihafen zu neuer Inspiration und vollendete 1876 den letzten Satz seiner 1. Sinfonie. Er wanderte bis Arkona und schrieb an seinen Freund Theodor Billroth: »Diese Küste ist wie eine Sinfonie.«
Von ergreifender Schönheit ist auch das Biosphärenreservat Südost-Rügen im Südosten der Insel. Dieses Naturschutzgebiet erstreckt sich von der Fürstenstadt Putbus über die Seebäder bis zum äußersten Südosten. Auf der höchsten Erhebung, dem Tempelberg, thront das fürstliche Jagdschloss mit seinem imposanten Mittelturm.
In den Zickerschen Bergen auf der Halbinsel Mönchgut bewegt man sich auf Sandwegen zwischen Rauhwolligen Pommerschen Landschafen und Trockenrasenflächen. Berg-Heilwurz und Steppen-Lieschgras wachsen hier. In der Ferne glitzert die Ostsee. Während auf der Seeseite des Biosphärenreservates schönste Sandstrände locken, wechseln sich boddenseitig Steilküsten

An den Wissower Klinken ist eine schöne Symphonie hängen geblieben.

Johannes Brahms, 1876

und Naturstrände mit unzähligen Buchten und weit in den Bodden hineinreichende Landzungen ab. Dazwischen ducken sich kleine Fischerdörfer.

Eine Insel für jeden Geschmack

Sehen und gesehen werden – so lautet das Motto in den Seebädern. Mehr als 15 000 Gästebetten finden Touristen

Feinkörnigen Sand und beste Wasserqualität bietet der Strand bei Göhren

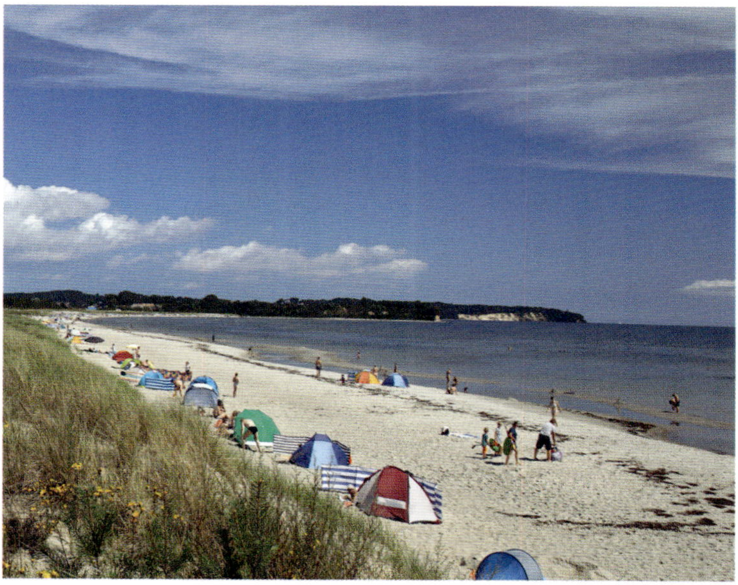

im größten Seebad der Insel: in Binz. Die stehen in fein herausgeputzten hundertjährigen Villen, aber auch in Hotelanlagen größerer Ketten. Direkt vor der Tür rauscht das Meer. Der Traumstand von Binz liegt in einer geschützten Badebucht. Seit Neuestem kann man auf der Strandpromenade sogar bis zum Ortsteil Prora mit dem längsten Gebäude nationalsozialistischer Architektur flanieren. Der 2,5 km lange Bau, in dem bis zur Wende die Nationale Volksarmee stationiert war, besteht aus aneinandergereihten Häuserblöcken und wird derzeit zu luxuriösen Wohnungen ausgebaut.

Apropos Wohnen: Das inselweite Angebot an Quartieren ist beeindruckend und reicht vom Schlaffass am Strand über einen Leuchtturm auf der grünen Wiese bis hin zum Luxushotel mit allem erdenklichen Komfort. Ebenso vielfältig präsentiert sich die Küche. Auf den Speisekarten stehen bodenständige bis gehobene Gerichte, wobei Fisch – wen wundert es – einen besonders großen Raum einnimmt.

Wer es ruhiger und preiswerter haben möchte, kommt in der Nebensaison. Viele Vermieter halten dann Sonderarrangements bereit – inklusive Frühstück auf dem Zimmer, verwöhnende Massagen und Kreidebäder. Sollte kein Strandwetter sein, bieten sich Ausflüge in die Museen und die Erlebnisbäder der Insel an. Wer Lust auf einen Stadtbummel hat, fährt in die angrenzende Hansestadt Stralsund mit ihrer zum UNESCO-Weltkulturerbe gehörenden Altstadt. Oder wie wäre es mit einer Schiffstour zur Schwesterinsel Hiddensee mit ihrem markanten Leuchtturm?

Das Ozeaneum in Stralsund präsentiert viel Wissenwertes zum Thema Meer

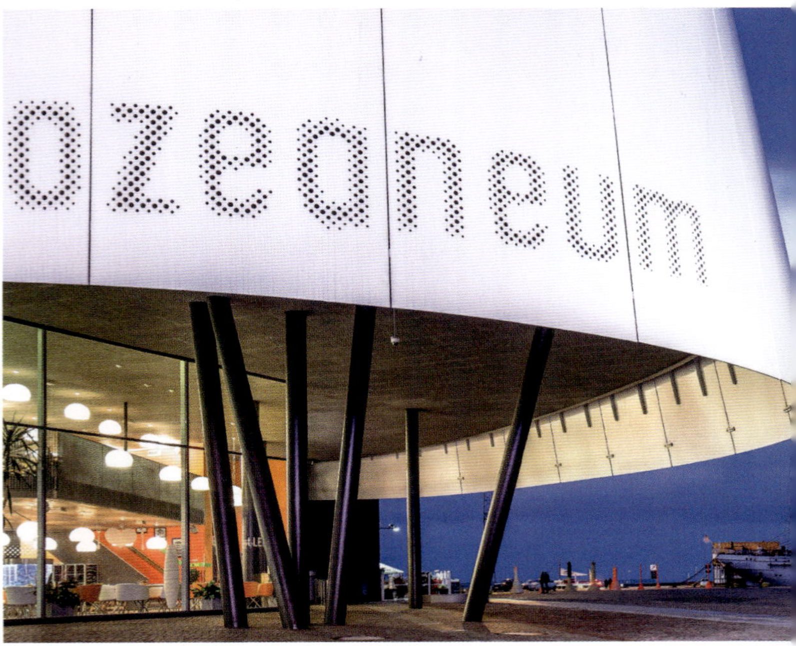

Der ist dank der Wettervorhersagen im NDR-Nordmagazin und in der ARD zu einem echten Wahrzeichen im Norden geworden. Wer auf die autofreie Insel Hiddensee reist, wandelt auf Künstlerspuren und erlebt in den Abendstunden schönstes Wolkentheater. Und mit etwas Glück lässt sich nach stürmischen Tagen sogar Bernstein finden.

Wohltuende Ruhe und Einsamkeit im Winter

Stürmisch, rau und von wohltuender Ruhe und Beschaulichkeit geprägt, zeigen sich die Inseln außerhalb der Saison im Frühling, Herbst und Winter. In der kalten Jahreszeit halten sie Winterschlaf. Wenn die Wellen krachend an das Ufer schlagen und die Strände leergefegt sind, offenbaren Rügen und Hiddensee ihre ganze Schönheit.

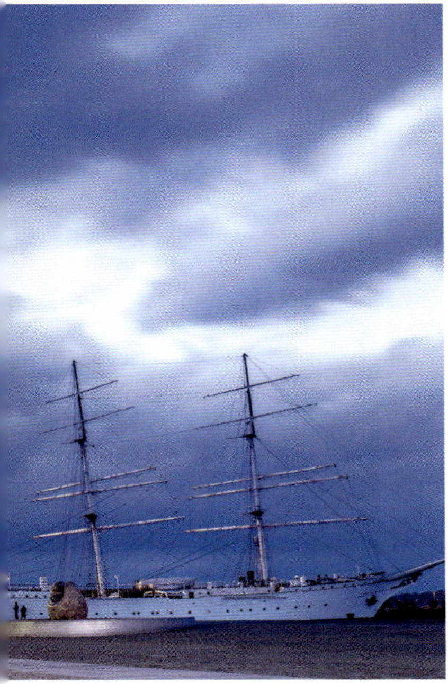

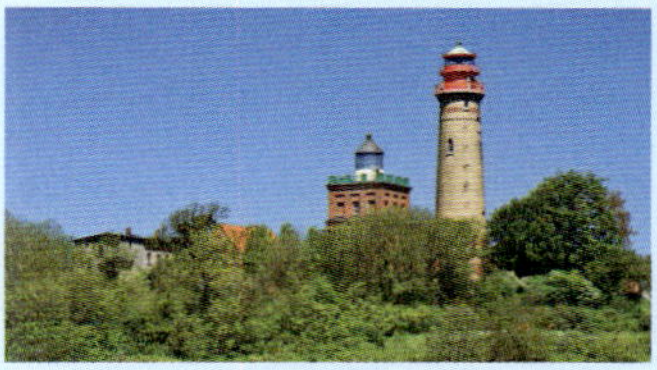

Größte Stadt *Bergen auf Rügen (ca. 15 000 Einwohner)*

Höchster Berg *Piekberg (Stubnitz), 161 m*

Sprache *Hoch- und Plattdeutsch*

Verwaltung *Rügen gehört zum Landkreis Vorpommern-Rügen im Bundesland Mecklenburg-Vorpommern. Auf der Insel befinden sich vier Städte und 38 Gemeinden.*

Fläche *976 km² (etwa zehnmal größer als Sylt)*

Einwohner *ca. 70 000*

Tourismus *ca. 6,5 Mio. Übernachtungen pro Jahr*

Sonnenscheindauer *Rügen ist mit rund 1800 Sonnenstunden die sonnenreichste Region Deutschlands*

Wichtigste Vokabel *»Moin, moin« (»Guten Tag«)*

Beliebte Redewendung *»Wat mutt, dat mutt« (»Was sein muss, muss sein«)*

Rüganer und Rügener *Rügens Bewohner dürfen sich Rüganer nennen, wenn sie seit drei Generationen auf der Insel leben. Zugezogene werden als Rügener bezeichnet.*

Schwerster Stein *Buskam in der Ostsee bei Göhren (206 m³)*

Bekanntester Leuchtturm *Dornbusch auf Hiddensee*

Das will ich erleben

Baden, Kultur oder Stadtbummel? Rügen ist eine Insel mit vielen Gesichtern. Zur Auswahl stehen feinsandige Strände und versteckte Buchten, Seebrückenfeste und Wohnzimmerkonzerte, Hafenstadt und Fürstenresidenz. Und danach? Frische Seeluft macht Appetit. Rügenweit gibt es Cafés und Restaurants. Und wer es besonders inseltypisch mag, nimmt direkt auf einem Fischkutter Platz und verspeist ein Fischbrötchen. Dazu gibt es selbstgebrautes Bier oder selbstgebrannten Whiskey. Ja, auch das können die Rüganer. Und abends geht es zum Wolkentheater an den Ostseestrand.

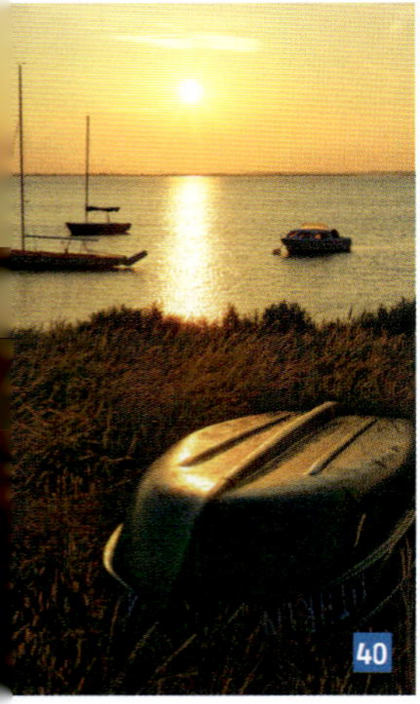
40

Die schönsten Sonnenuntergänge

Romantik pur: Wenn die Sonne glutrot im Meer versinkt und dazu noch die Flugbilder der majestätischen Kraniche kommen, ist der Abend perfekt. Die besten Sonnenuntergänge lassen sich am Ostseestrand auf Hiddensee oder am Hochufer von Lohme beobachten. Stimmungsvolle Bilder zeigen sich auch an Seen und Bodden im Inselinneren.

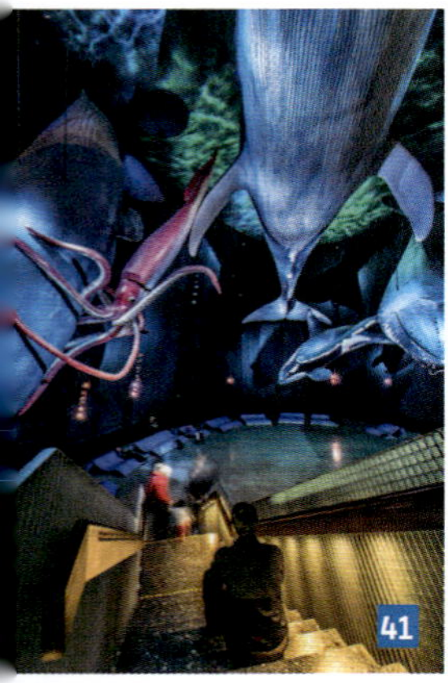
41

Die besten Museen

Auch bei Sonnenschein sind die Museen und Naturerlebniszentren einen Besuch wert. Hier wird die Geschichte der Insel erlebbar. Viele Einrichtungen haben Spielmöglichkeiten für die Jüngsten und bieten Kinderführungen an.

Die bewegte Geschichte der Insel

Schwedisch, dänisch, preußisch. Rügen hat viel erlebt, unabhängig davon, wer auf der Insel das Sagen hatte. Spuren aus allen Epochen sind noch heute zu finden – von der Slawenburg im hohen Norden bis zum Gutshaus im Süden.

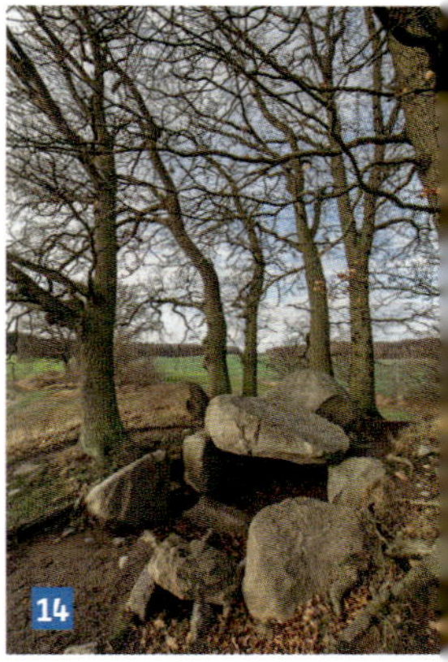

Die malerischsten Städte und Dörfer

Fischerdorf, Fürstenresidenz, Hafenstadt – Rügen bietet Abwechslung pur. Und das Beste: Kein Ort auf der Insel ist mehr als 7 km vom Wasser entfernt.

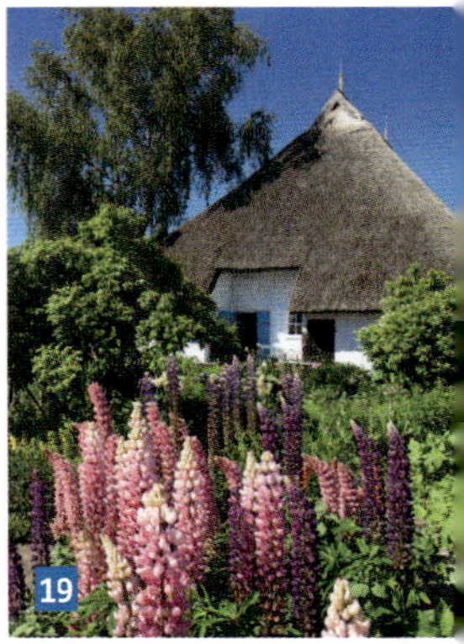

Traumbuchten und Landzungen

Unzählige Buchten und weit in Bodden hineinragende Landzungen finden sich an der 574 km langen Küste. Viele liegen gut versteckt und sind oft nur zu Fuß erreichbar. Buchten an der offenen See sind im Sommer sehr beliebt.

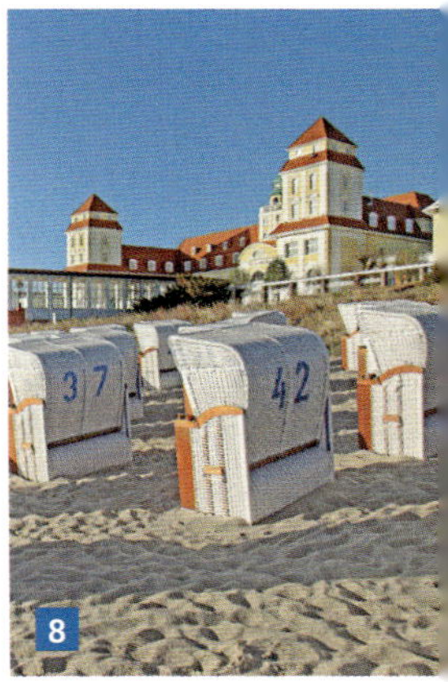

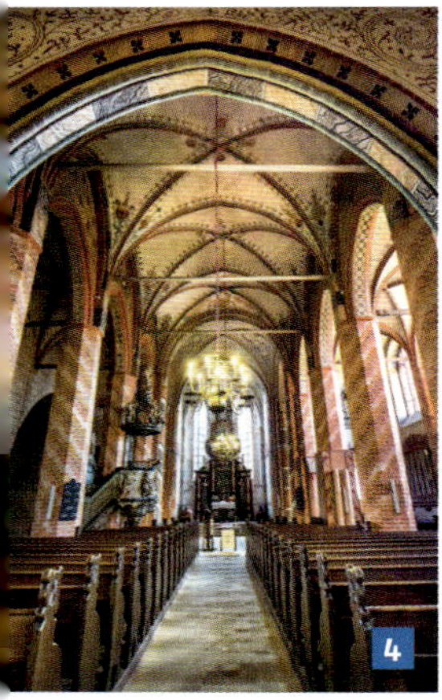

Eindrucksvolle Kirchen und Klöster

Kaum ein größerer Ort kommt auf Rügen ohne Kirche daher. Die älteste Stadtkirche kann Bergen vorweisen (1193 geweiht), die älteste Dorfkirche Altenkirchen (1168 errichtet). Eindrucksvolle Klosteranlagen sind in Bergen und Stralsund zu bewundern.

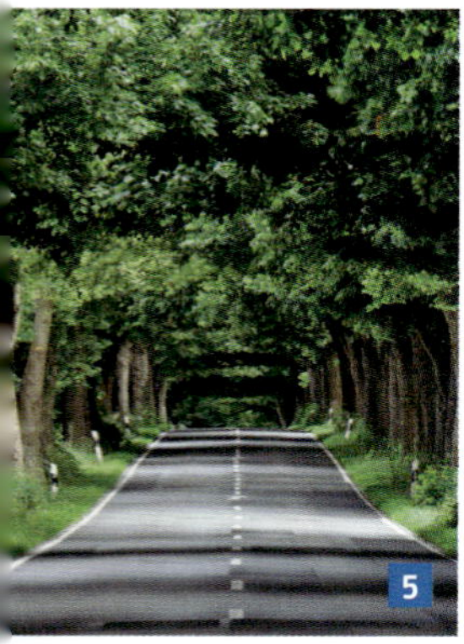

Rügens schönste Baumalleen

Grüne Tunnel werden Rügens Alleen auch genannt. Die bekanntesten Alleenabschnitte der Insel säumen die Alte Bäderstraße zwischen Sellin und Stralsund.

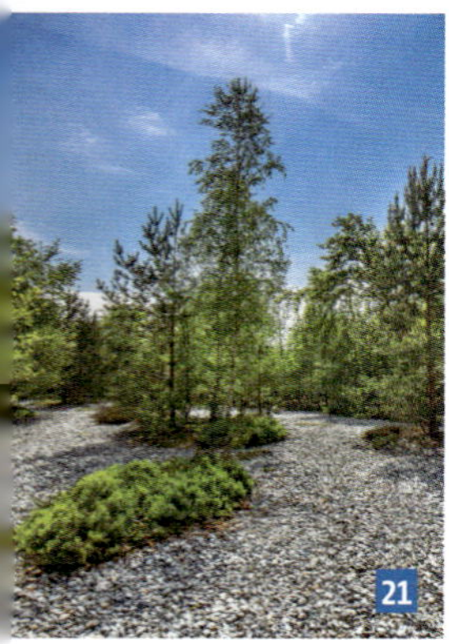

Die Naturschätze der Insel

Zwei Nationalparks und ein Biosphärenreservat vereint Deutschlands größte Insel. Hier gedeihen Tiere und Pflanzen, die anderswo nicht mehr zu finden sind.

Fantastische Weitblicke

Hier geht es hoch hinaus. Aussichtspunkte, die einen wunderbaren Panoramablick über das zauberhafte Eiland in der Ostsee ermöglichen, finden sich reichlich: Plateaus an der Kreideküste, Leuchttürme, ein Peilturm, das Jagdschloss Granitz, der Rugard-Turm oder der Adlerhorst im Naturerbe Zentrum Rügen.

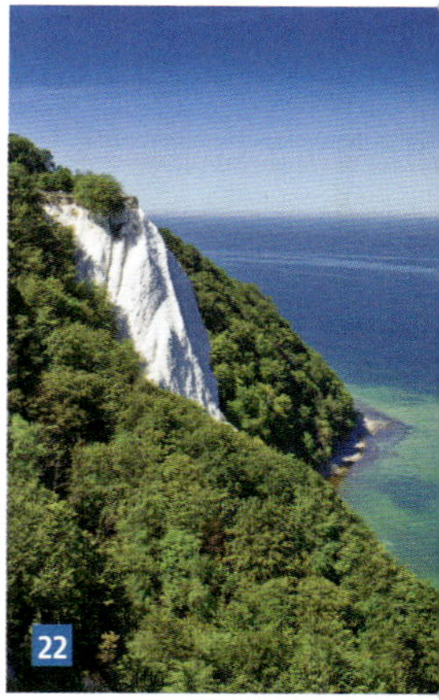

Rügens kleine Schwestern

Was einst zur Landmasse Rügens gehörte, sind seit der Eiszeit kleine und größere Inseln. Die bekanntesten sind Hiddensee, Ummanz und Vilm. Viele Inseln sind wichtige Brut- oder Rastplätze für seltene Vogelarten.

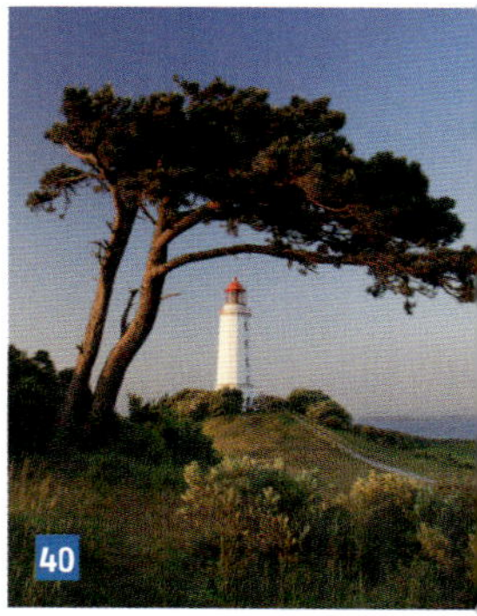

Eine Insel für jeden Geschmack

Fangfrische Köstlichkeiten aus Neptuns Reich sind die Renner in den Gaststuben – ob eingelegt, gebraten, gebacken oder geräuchert. Und natürlich kommen auch Nichtfischesser auf ihre Kosten.

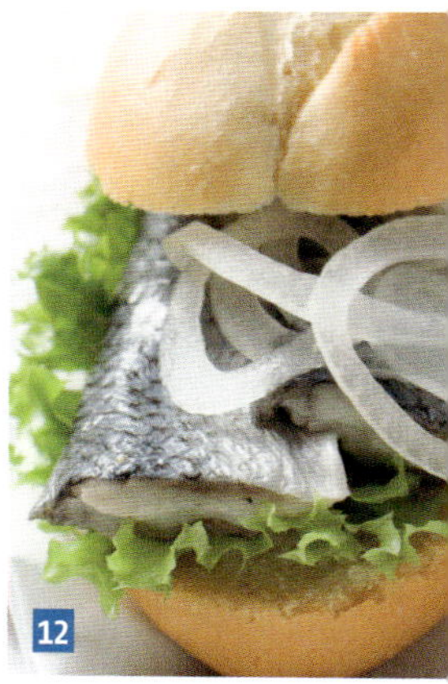

Unterwegs

Seit 1998 erstrahlt die Selliner Seebrücke wieder in ihrem alten Glanz. Bei sommerlicher Brise und Sonnenschein genießt man auf der Terrasse einen Kaffee – und fühlt sich wie im Paradies

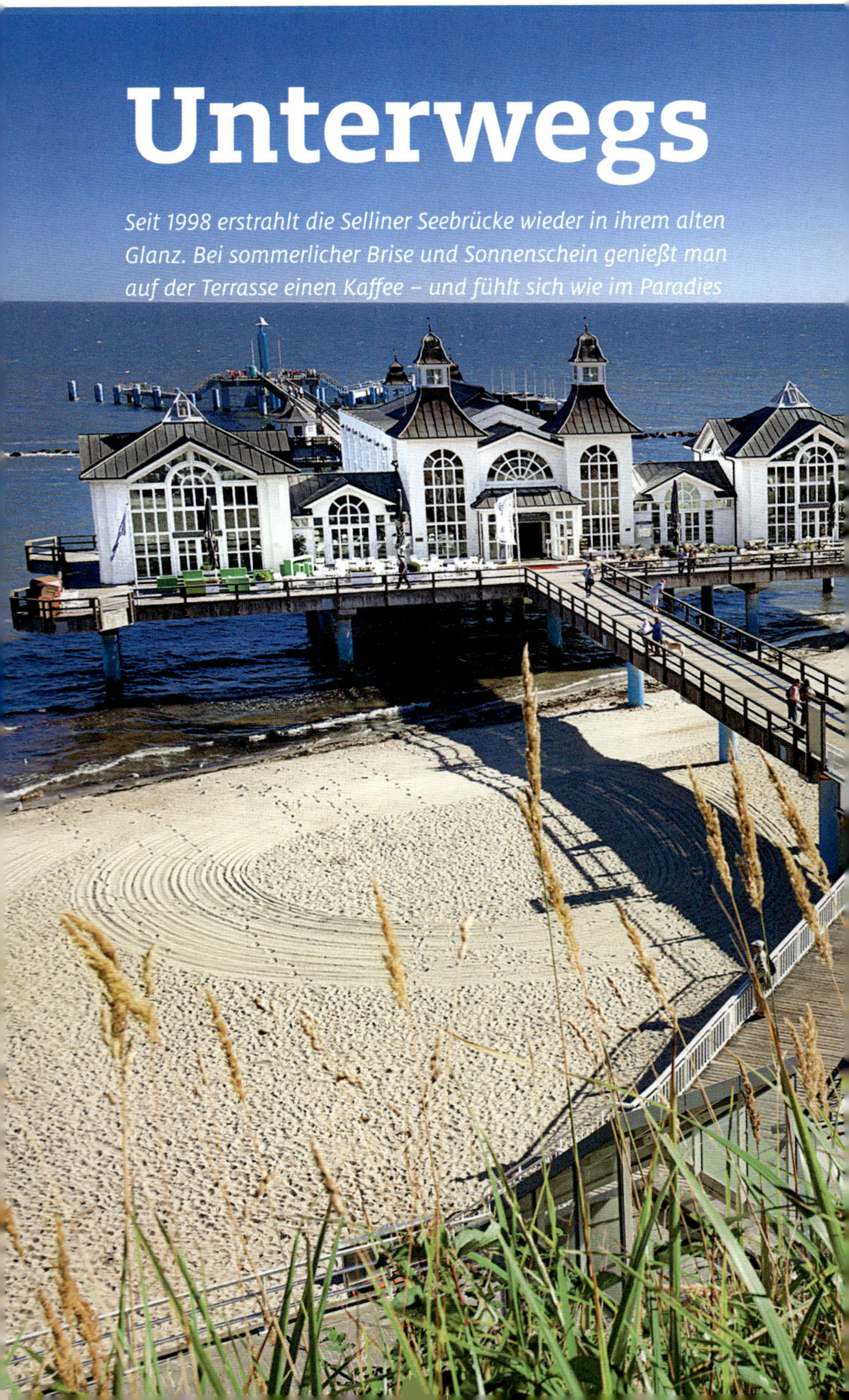

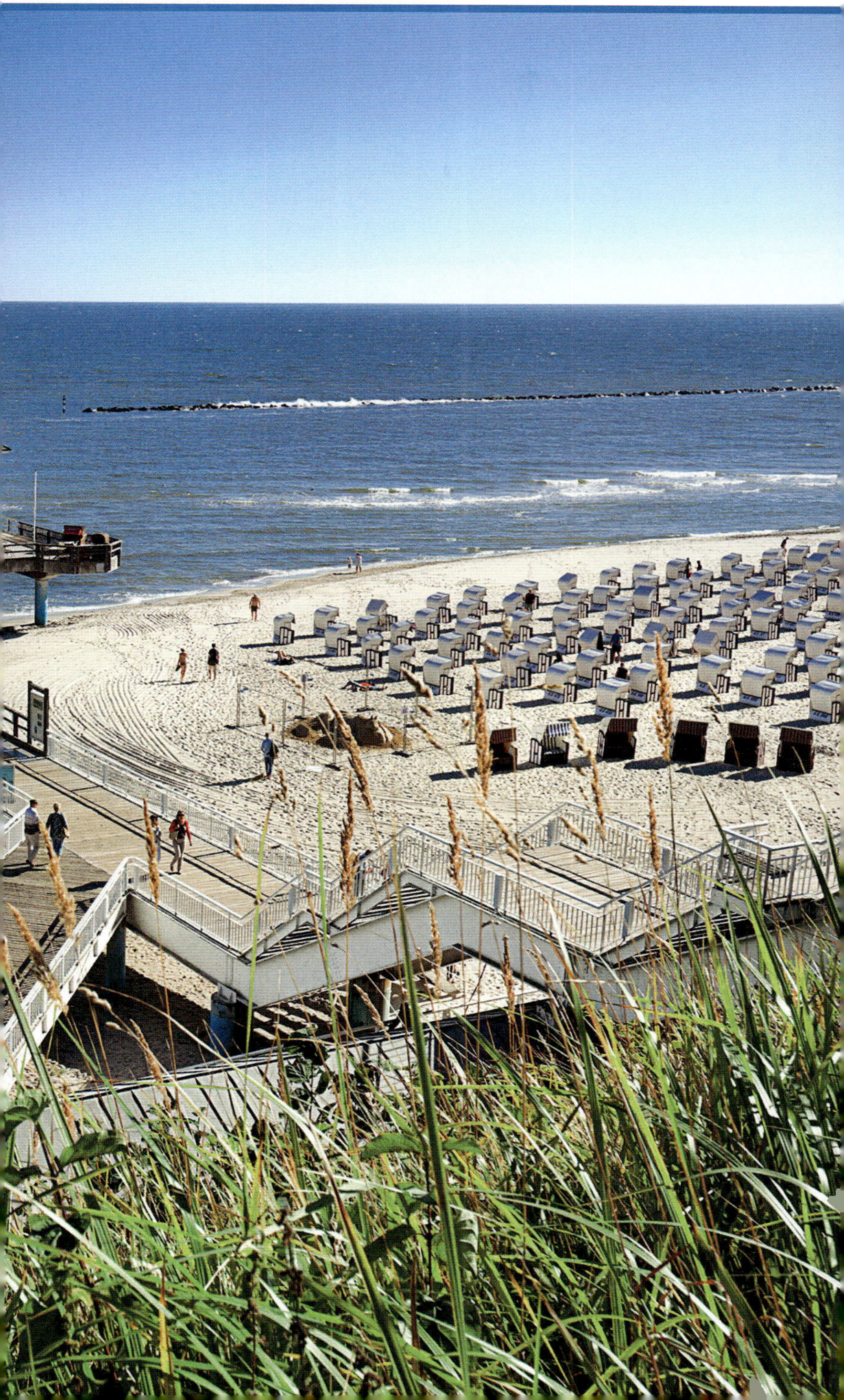

Rügens Südwesten und die Inselmitte

Grüne Tunnel führen über weite Felder und durch kleine Ortschaften. Wer die Hauptstraßen verlässt, landet in stillen Winkeln

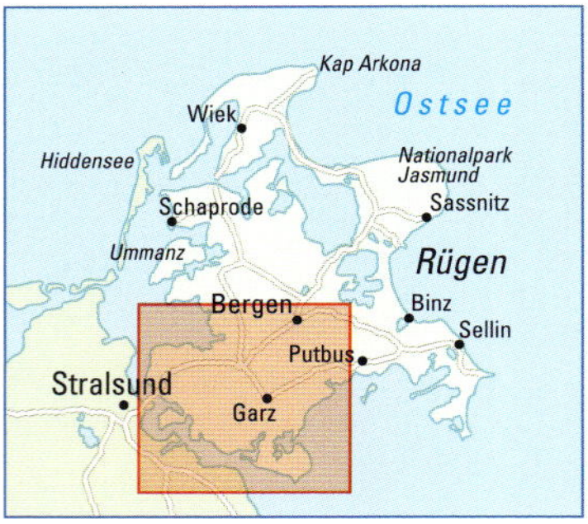

Still ist es im Südwesten von Rügen. Zwischen dem Strelasund, dem Kubitzer Bodden und dem Greifswalder Bodden gibt es keine Ostseebäder und Seebrücken. Dafür findet man fruchtbares Ackerland, kilometerlange Alleen, kleine Ortschaften, Hünengräber und menschenleere Boddenbuchten. Ja, sogar kleine Inseln. Auf Tollow soll Seeräuber Klaus Störtebeker begraben sein. Ob es stimmt? Weiß der Kormoran. Wild und ursprünglich zeigt sich dieser Landstrich. Lebhafter geht es in der Inselhauptstadt Bergen zu. Beschaulicher in Garz, Rügens ältester Stadt mit sagenhaftem Burgwall.

In diesem Kapitel:

ADAC Empfehlungen:

1 **Insel-Brauerei**
| Brauerei |
Hier wird weltbestes Bier gebraut. Alljährlich belegen die Insel-Biere die Spitze internationaler Rankings. 20

2 **Sankt Marien, Bergen**
| Kirche |
Romanische Wandmalereien und eine großartige Akustik machen den Reiz dieser alten Stadtkirche aus. 23

3 **Gut Rosengarten, Garz**
| Hofgut |
Im Hofladen der historischen Gutsanlage gibt es unter Rügens Sonne gereiftes Obst und Gemüse. 29

4 **Palmer Ort**
| Kap |
Der perfekte Ort für das Innenhalten im Trubel der Tage – der stille Gegenpol zum belebten Nordkap. 31

5 **Molkerei Poseritz**
| Hofladen |
Die Milchfrauen aus Poseritz kreieren aus regionalen Zutaten leckere Aufstriche und Quarkspeisen. 32

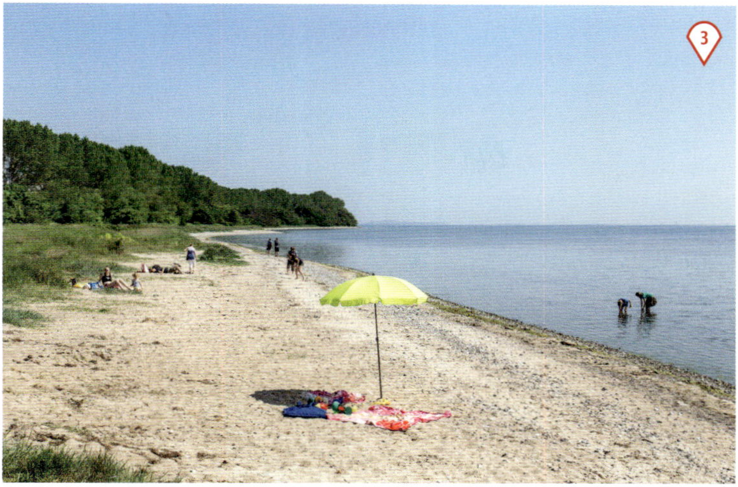
3

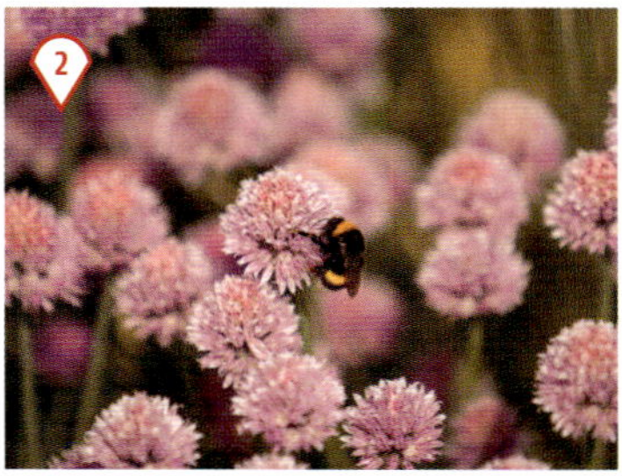
2

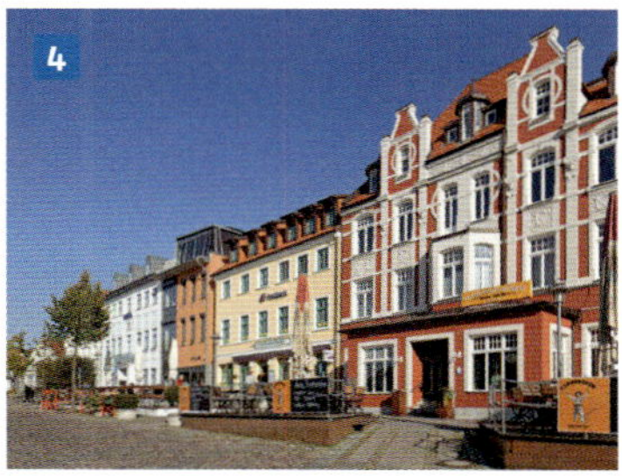
4

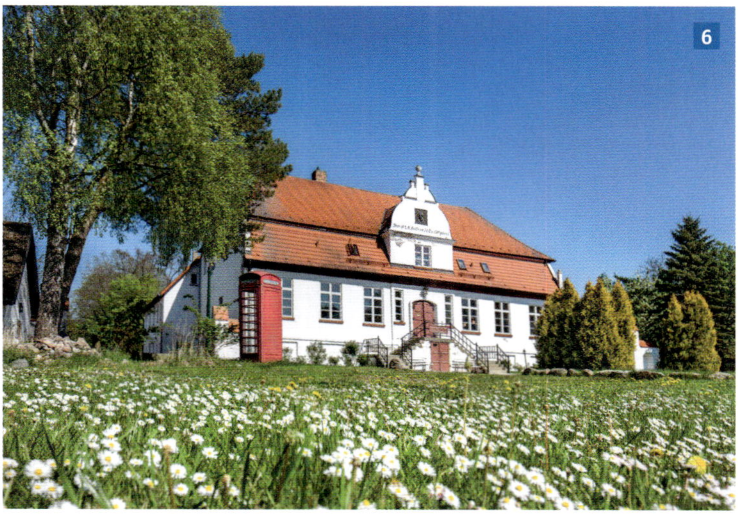
6

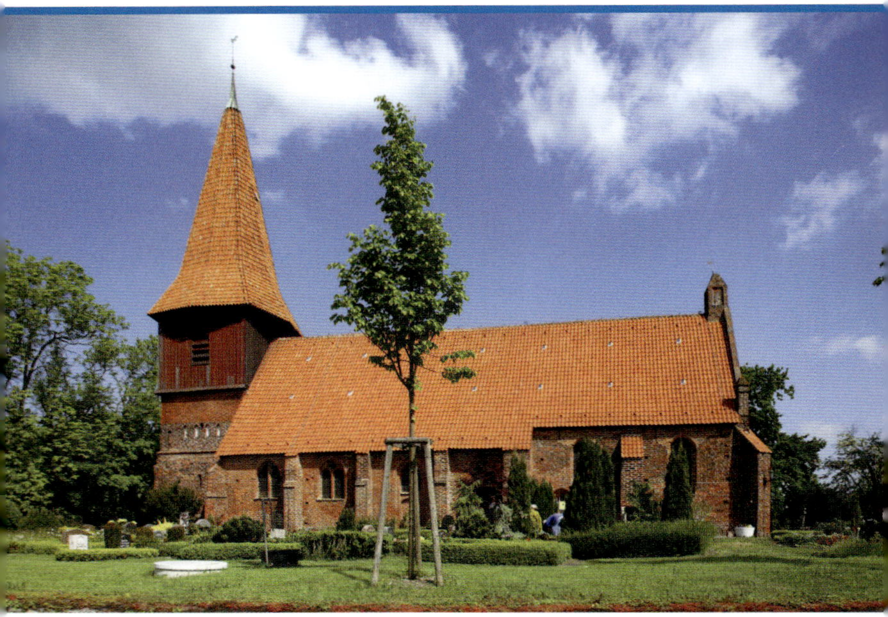

St. Nikolai in Altefähr, dem traditionellen Anleger der Stralsunder Fähren

1 Altefähr

Kleiner Fährort mit grandiosem Blick auf die Stralsunder Skyline

Information

- Tourismusinformation, Am Fährberg 9, 18573 Altefähr, Tel. 038306/75037, www.altefaehr.de, April–Sept. Mo–Fr 9–12, 13–16, Sa, So, Fei 10–14, Okt.–März Mo–Fr 10–14 Uhr

Den spektakulärsten Blick auf die Silhouette von Stralsund hat man in Altefähr. Wenn der Himmel von der untergehenden Sonne glutrot gefärbt und die Luft noch warm ist, dann genießt man die Abendstimmung am besten mit einem Bier oder einem Glas Wein an der Strandpromenade. Der Strand von Altefähr bietet nicht nur feinsten Sand und die üblichen Strandkörbe, sondern auch eine wunderbare Aussicht: Der Strelasund liegt einem zu Füßen. Die Kirchen, die Hafeninsel mit dem Ozeaneum und dem Segelschulschiff Gorch Fock zeichnen sich auf der anderen Uferseite ab. Wenn die Heringe den Strelasund durchqueren, prägen Fischerboote das Bild. Über eine 40 m lange Rampe aus Kunststoffplanken können selbst Rollstuhlfahrer ganz bequem das Wasser erreichen.

Aus alten Schriften geht hervor, dass Altefähr seit 1249 Fährort ist. Damals pendelten Ruderboote zwischen Stralsund und Rügen hin und her. 1856 wurden Raddampfer eingesetzt, die bis zur Eröffnung des Rügendamms im Jahr 1936 im Einsatz waren. Heute verkehrt eine Fähre der Weißen Flotte zwischen Ostern bis in den späten Herbst hinein und bringt Passagiere in 15 Minuten von Altefähr direkt in die Stralsunder Altstadt.

Erreichbar ist Altefähr, über den Rügendamm oder die Rügenbrücke kommend, linker Hand über eine alte Pflasterstraße oder ein wenig nördlich davon über die Bergener Straße.

Sehenswert

St. Nikolai

| Kirche |

Auf einer Erhöhung in der Ortsmitte thront die spätgotische Dorfkirche St. Nikolai aus dem 15. Jh. Die Schiffsmodelle, Votivbilder der Seefahrer und das Taufbecken aus dem 14. Jh. machen den Reiz der Schifferkirche aus.

■ Kirchweg 8

Parken

Im Ort selber stehen kaum Parkflächen zur Verfügung. Es gibt einige wenige kostenpflichtige direkt am Hafen. Deshalb ist es ratsam, das Auto auf dem **Parkplatz** in der Straße »Am Kurplatz« kurz vor dem Campingplatz stehen zu lassen. Gleiches gilt auch für Stralsund-Besucher. Vom Parkplatz aus sind es fünf Minuten bis zum Anleger. ■ Straße »Am Kurpark«, Ortsmitte, 5€/Tag

Events

Heringstage Unter dem Motto »Hering satt« gibt es Anfang Mai Hering in unterschiedlichsten Variationen.

Erlebnisse

Heringsangeln Der Strelasund ist eines der bekanntesten Angelreviere Deutschlands. Jährlich im Frühjahr und im Herbst kommen in Altefähr Hunderte Petri-Jünger zum Heringsangeln zusammen. Während dieser Zeit ist es ratsam, möglichst frühzeitig ein Boot zu reservieren. Auf dem Rügendamm bleibt das Angeln trotz Auswurfbegrenzung verboten.

Segeln in einer anderen Zeit In den Sommermonaten können Leichtmatrosen mit einem über 100 Jahre alten Frachtensegler namens Erna in See stechen. Zu ihren besten Zeiten hat dieser 48 t Kies im Revier der Schelde, den Südholländischen Inseln und dem Ijsselmeer transportiert. Ein Verein kümmert sich um den Erhalt des Stahlschiffes. ■ Liegeplatz im Hafen, www.alte-erna.de, Bordtel. 0174/9647278

ADAC Wussten Sie schon?

Täglich rollen 15 000 Fahrzeuge über die **Rügenbrücke**, in der Hauptsaison sogar bis zu 25 000. Die 583 m lange Schrägseilbrücke über den Strelasund verbindet das Festland mit der Insel Rügen und ist heute ein Wahrzeichen. Mit ihrem 127 m hohen Pylon über den Ziegelgraben wird sie von internationalen Fachleuten als ingenieurtechnische Glanzleistung gewürdigt. Beim Bau 2007 wurden erstmals in Deutschland sogenannte vierfach geschützte Litzenbündel eingesetzt. Mit einem Keilsystem im Ankerblock wurden die 34 Einzellitzen der Schrägseile montiert. Eine Ringmutter überträgt die Seilkraft auf die Verankerungsplatten am Pylon und am Überbau. Getestet wurde diese Technologie an der Technischen Universität München. Während die Rügenbrücke nur Autos und Lkws vorbehalten ist, wird der Rügendamm auch von der Bahn, Fußgängern und Radfahrern genutzt.

2 Rambin

Unscheinbarer Klosterort mit versteckten Reizen abseits der Hauptstraße

Auf den ersten Blick scheint Rambin – von Altefähr wenige Kilometer nordöstlich gelegen – ein unscheinbarer Ort. Die alte B 96 führt hindurch. Doch es ist durchaus lohnenswert, das Auto am Ortseingang zu parken und durch den Ortskern zu bummeln. Da gibt es neben der Backsteinkirche St. Johannis, die aus dem 14. Jh. stammt und mit einem ebenso alten Taufbecken und einem Triumphkreuz aufwartet, auch kleine Gassen mit hübschen, teils reetgedeckten Häuschen.

Sehenswert

Kloster St. Jürgen

| Kloster |

Am östlichen Ortsrand von Rambin ist die Klosteranlage St. Jürgen zu finden. Auch wenn das Areal auf den ersten Blick verwildert scheint, so gibt es hier wahre Schätze zu entdecken. Die Klosterkapelle mit ihren kunstvollen Deckenmalereien beispielsweise. Diese wurde im Jahr 1334 von dem Stralsunder Ratsherrn Godeke von Wickede als Hospital für Leprakranke gestiftet. Später diente die Klosteranlage Wohnzwecken. Im Park und in den Gärten sind alte Obstsorten zu finden. Zu früheren Zeiten waren die Bäume so ertragreich, dass die Früchte über Altefähr nach Stralsund zum dortigen Waisenhaus verschifft werden konnten. Das auffallende Relief am Langhaus zeigt den hl. Georg im Kampf gegen den Drachen.

■ Kloster 2, Klosteranlage für Besucher frei zugänglich

Heimatmuseum

| Museum |

Landtechnik der 1930er-Jahre von zwei Bauernhöfen auf Rügen, eine originale Schuhmacherwerkstatt und noch vieles mehr können Interessierte im Heimatmuseum bestaunen. Ein Förderverein kümmert sich liebevoll um den Erhalt des historischen Erbes und lädt immer wieder zu Festen, Backtagen und Backofen-Gesprächen ein.

■ Drift 8, www.heimatverein-rambin.jimdo.com, geöffnet nur nach vorheriger Vereinbarung (Telefonnr. an der Tür), Eintritt frei, Spende willkommen

Restaurants

€ | **Alte Pommernkate** Gut und preiswert lässt es sich im Bauernmarkt und Café Alte Pommernkate speisen. Der Mohnkuchen gilt als Geheimtipp. Aber auch herzhafte Gerichte wie Schnitzel vom Schwein und Rindergulasch stehen auf der Speisekarte. Hier lässt es sich prima regional einkaufen. Für die Kinder gibt es eine Spielecke und einen Spielplatz. Direkt am Bauernmarkt steht für Besucher ein großer, kostenfreier Parkplatz zur Verfügung. ■ Hauptstr. 2 a, Tel. 03 83 06/626 30, www.altepommernkate.de, Mo–So 7–19 Uhr

Einkaufen

1 **Insel-Brauerei** Hier wird weltbestes Bier gebraut. »Quadriga« wurde 2019 von einer internationalen, hochkarätig besetzten sowie unabhängigen Expertenjury zum »World's Best Speciality Beer« gewählt. Zur Auswahl standen mehr als 3500 Biere aus über 50 Ländern. Wer sich selbst von der Qualität überzeugen möchte, kann an einer Verkostung teilnehmen. Auch

Führungen durch die Brauerei sind möglich. ■ Hauptstr. 2c, www.insel-brauerei.de, tgl. 10–19 Uhr

In der Umgebung

Kapelle zum Heiligen Kreuz

| Kapelle |

Nordwestlich von Rambin ist im Bauerndorf Bessin diese wunderschöne achtseitige gotische Kapelle (1482) aus Backstein zu sehen. Sie besitzt einen barocken Kanzelaltar und Kastengestühl aus dem 18. Jh. und gehört zum ehemaligen Kloster St. Jürgen von Rambin. Ein Verein hat sich den Erhalt der Kapelle auf die Fahne geschrieben.

3 Samtens

Wichtiger Verkehrsknotenpunkt mit sehenswertem Technikmuseum

Der Ortsname kommt aus dem Slawischen und bedeutet so viel wie einsam. Doch einsam ist es in dem Ort 10 km südwestlich von Bergen nicht. Lediglich die Umgebung mit ihren Dörfern, Feldern und Wiesen ist von Einsamkeit geprägt. Samtens war zu DDR-Zeiten landwirtschaftliches Zentrum und ist heute wie damals wichtiger Verkehrsknotenpunkt. Von hier führen Straßen über Gingst nach Schaprode, nach Poseritz und Garz oder weiter nach Bergen. Wer durch den Ort bummelt, entdeckt schöne Bauernhäuser und eine Kirche aus dem 15. Jh., die mit prunkvollen Epitaphien der Familie von der Osten aus dem frühen 17. Jh. bezaubert.

Einkaufen

Ökohof Thom Erntefrisches Obst und Gemüse, Eier, Geflügel und noch vieles mehr bietet Familie Thom Gästen in ihrem kleinen Hofladen an. Was sie nicht selbst erzeugen, wird zugekauft – natürlich regional und nach ökologischen Aspekten. Mit ihren Erzeugnissen sind sie in der warmen Jahreszeit auch auf den Märkten in Thiessow, Lietzow und Gingst zu finden.

■ Poseritzer Str. 1, www.oekohof-thom.de, Fr 14–18 Uhr

Events

Frühlingsfest in Frankenthal Im winzigen Ort Frankenthal zwischen Samtens und Poseritz ist das Projekt »Natur im Garten« im Entstehen. Hofbesitzerin Elke Neubauer und ihre Mitstreiter planen einen Naturgarten mit Kulturbegegnungsstätte, Hofladen, Café, Herberge und Spielplatz. Alljährlich im Frühjahr feiern sie mit Gleichgesinnten und Produzenten aus der Region ein buntes Frühlingsfest mit Musik, Tombola und Puppenspiel und gewähren Einblick in ihr Schaffen. Mitstreiter sind herzlich willkommen. Hier trifft sich die Öko- und Bio-Szene der Region. ■ Gutsanlage Frankenthal, Samtens, www.lebensgut-frankenthal.de

Sport

Soibelmanns Hotel Rügen Im öffentlich zugänglichen multifunktionalen Freizeitzentrum des Sporthotels kann man u.a. Tennis, Squash und Badminton spielen, kegeln, aber auch in der Sauna schwitzen oder im Sportschwimmbad abtauchen (nichts für Frostbeulen). Ein besonderes Erlebnis ist die knapp 10 m hohe Indoorkletterwand. ■ Bergener Str. 1, Samtens, www.soibelmanns.de, Mo–So 8–22 Uhr, Tageskarte Schwimmbad/Sauna 15 €

4 Bergen

Lebendiger Marktort im Inselzentrum

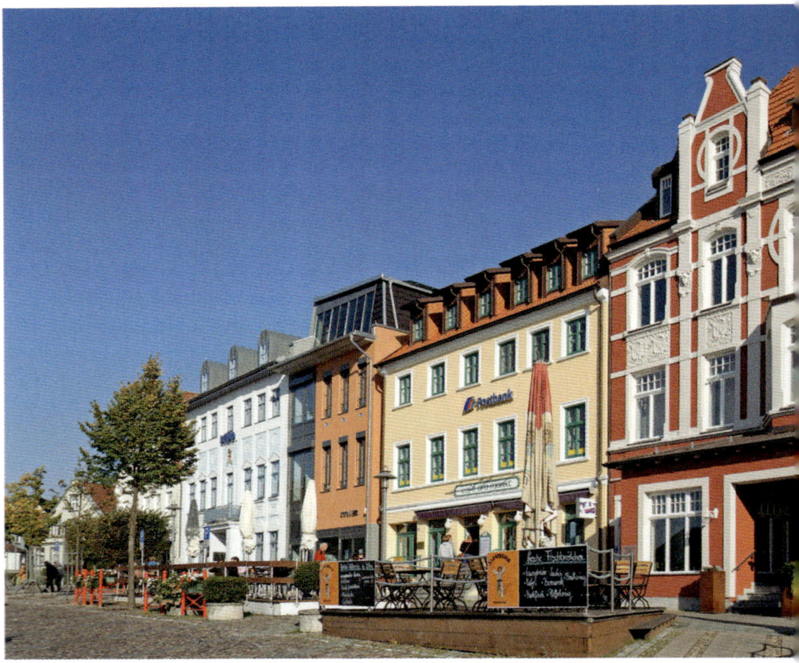

Der Marktplatz in Bergen wird von stattlichen Bürgerhäusern gesäumt

Information

- Bergen Touristik Service UG, Markt 23, 18528 Bergen, Tel. 038 38/315 28 38, www.stadtinfo-bergen-ruegen.de, Mitte Juni–Mitte Sept. Mo–Fr 9–18, Sa 10–15, Mitte Sept.–Mitte Juni Mo–Fr 10–16 Uhr
- Parken siehe S. 26

Bergen ist mit etwas über 15 000 Einwohnern die Hauptstadt von Rügen, Verwaltungssitz und wirtschaftliches Zentrum. Den Namen erhielt der Ort zu Recht, breitet sich die Altstadt mit der Sankt Marien Kirche und dem Marktplatz doch auf einem Bergrücken aus, dem 91 m hohen Rugard. Den gleichen Namen trägt auch ein bewaldetes Naherholungsgebiet am nordöstlichen Stadtrand. Hier befinden sich ein Aussichtsturm, Sommerrodelbahn, Naturlehrpfad, Kletterwald und Bühne. Bis 1325 hatte an dieser Stelle eine slawische Burg gestanden. Heute ragt der 1877 errichtete Ernst-Moritz-Arndt-Aussichtsturm in den Inselhimmel.

Hervorgegangen ist Bergen aus dem winzigen dänischen Kolonistendorf Gora. Um 1170 entstand die Kirche Sankt Marien nahe dem slawischen Burgwall. Mit der Gründung eines Zis-

Plan
S. 25

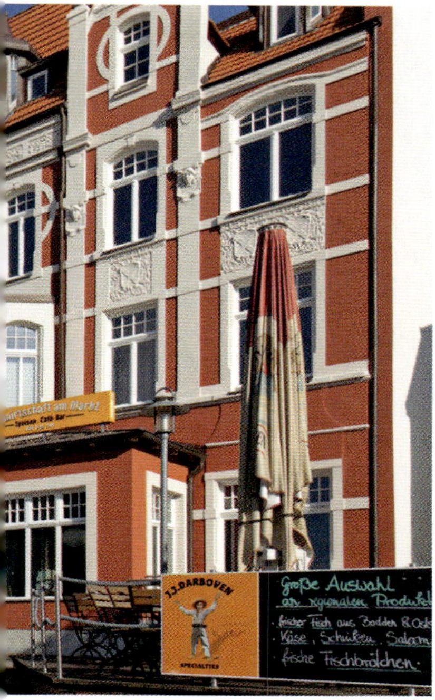

terzienserinnenklosters im Jahr 1193 durch Jaromar I. und der Zunahme des Handels wuchs der Ort und nahm den Namen Berg in Ruga an. Er stieg nun zum wichtigen Marktort auf und erhielt 1613 das Stadtrecht. Zahlreiche verheerende Brände, die vom 15. bis 18. Jh. immer wieder in der Stadt wüteteten, zerstörten viel historische Bausubstanz. Kriege und Plünderungen taten ein Übriges. Erst nachdem Rügen 1815 preußisch geworden war, setzte in Bergen ein neuer wirtschaftlicher Aufschwung ein, der auch im 20. Jh. anhielt. Heute spielt für die Stadt der Tourismus eine zunehmend wichtige Rolle.

Sehenswert

1 Sankt Marien

| Kirche |

2 *Ein malerisches Paradies im belebten Inselzentrum*

Der älteste Backsteinbau Mecklenburg-Vorpommerns beeindruckt mit prächtigen Wandmalereien und stammt aus der Zeit der frühen Christianisierung. Seit mehreren Jahren arbeiten Restauratoren daran, die Originalgemälde mit ihren biblischen Motiven aus dem Mittelalter wiederherzustellen. Chor und Querschiff des ab dem Jahr 1180 gebauten Gotteshauses sind nach einem einheitlichen Programm komplett ausgemalt – für romanische Kirchen in Norddeutschland einzigartig. An der Westwand des Turmanbaus befindet sich ein slawischer Grabstein, auch Jaromar-Stein genannt. Dass in Bergen die Uhren anders gehen, beweist die Kirchturmuhr mit ihren 61 Minuten. Von Juni bis September finden mittwochs Konzerte statt.

■ Kirchplatz 3, Mai–Sept. Mo–Fr 10–16 Uhr, im Winter Schlüssel bei der Evangel. Kirchengemeinde, Billrothstr. 1

2 Klosterhof

| Klosteranlage |

Ein Ort der Ruhe in der belebten Innenstadt ist der Klosterhof an der Kirche St. Marien, gestiftet von Fürst Jaromar. Einstmals lebten hier Benediktemonnen aus dem dänischen Bistum Roskilde, die die Regeln des Zisterzienserordens befolgten. In den ehemaligen Stiftsgebäuden aus den Jahren 1732 bis 1736 sind Wohnungen und das Muse-

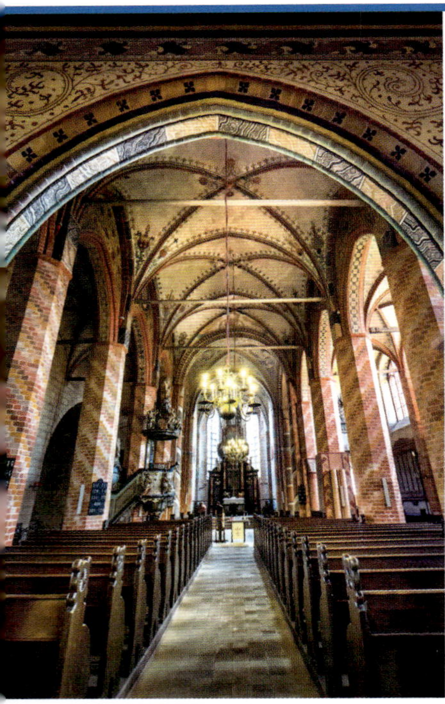

Die Kirche Sankt Marien ist berühmt für ihre Wandmalereien

um der Stadt Bergen untergebracht. Die ehemaligen Ställe sind heute die Wirkstätten von Künstlern und Kunsthandwerkern. Wer dem Trubel auf dem Marktplatz entfliehen möchte, der ist hier genau richtig.

■ Billrothstr. 20 a, frei zugängl.

3 Stadtmuseum

| Museum |

Das Stadtmuseum auf dem Bergener Klosterhof informiert auf zwei Etagen nicht nur über die Geschichte der Stadt, sondern über ganz Rügen – von der Frühgeschichte bis ins 19. Jh. Besonders interessant ist die Geschichte von Fürst Jaromar. Unmittelbar nach dem Fall der Tempelburg Arkona ließ sich der letzte Ranenfürst als erster von den Dänen taufen und von nun an Fürst Jaromar nennen. Ihm sind die Kirche Sankt Marien und der Klosterhof zu verdanken. Seit Juni 2017 ist ein wahrhaft meisterliches Stück zu sehen: ein originalgetreues Replikat des romanischen Abendmahlskelchs aus der Marienkirche in Bergen, gefertigt in monatelanger Arbeit von einer Bergener Goldschmiedewerkstatt.

■ Billrothstr. 20 a, www-stadtmuseum-bergen-auf-ruegen.de, Mai–Okt. Di–Sa 10–16.30, Nov.–April Mo–Fr 11–15, Sa 10–13 Uhr, 2 €, erm. 1 €, Familie 4 €

4 Marktplatz

| Platz |

Bevor Schnellstraßen erbaut und die Ringstraße fertig gestellt war, trafen sich alle Landstraßen Rügens auf dem Bergener Marktplatz. Um dieses historische Zentrum herum befinden sich das klassizistische Rathaus, der Backsteinbau der Post aus wilhelminischer Zeit, kleine Geschäfte und Restaurants. Am Südrand steht das Benedixhaus, ein Fachwerkbau von 1538 – neben der Kirche ältestes Haus von Bergen.

5 Nachtjackenviertel

| Stadtbild |

Die Wasser-, Weiden- und Gadmundstraße in der Bergener Altstadt werden im Volksmund auch Nachtjackenviertel genannt. Der Name stammt aus jener Zeit, als es in der einstigen Fischersiedlung kein fließendes Wasser gab und die Frauen, mit Jacke, Mantel oder Nachtwäsche bekleidet, bei Nacht und Nebel von einer zentralen Stelle im Bereich der Putbuser Kreuzung Wasser holen mussten. An eine Fischersiedlung erinnert heute nichts mehr. Doch sehenswert sind die Gassen mit den schmucken Häusern allemal.

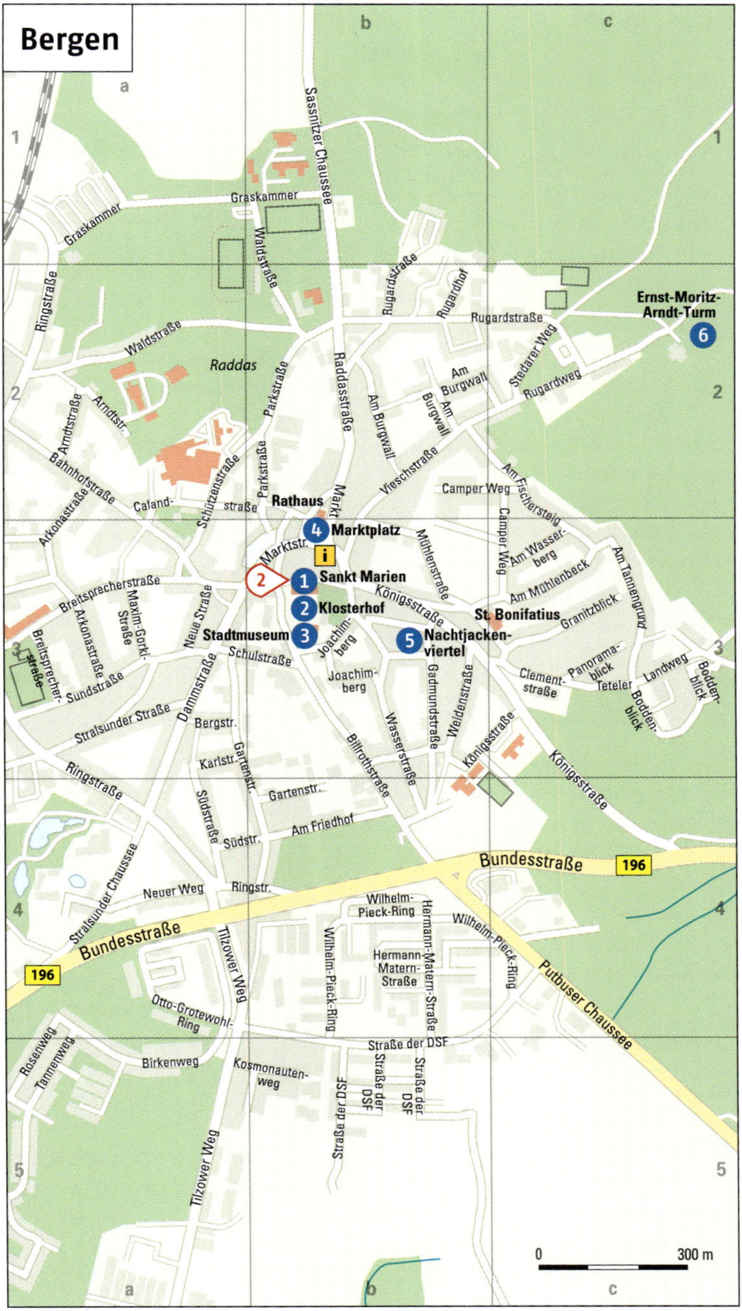

Bergen
a
b
c
1
2
3
4
5
Sassnitzer Chaussee
Graskammer
Waldstraße
Ringstraße
Rugardstraße
Rugardhof
Rugardstraße
Ernst-Moritz-Arndt-Turm
6
Stedarer Weg
Rugardweg
Raddas
Parkstraße
Raddasstraße
Am Burgwall
Am Burgwall
Arndtstraße
Arndtstr.
Bahnhofstraße
Arkonastraße
Caland-
straße
Schützenstraße
Rathaus
Markt
Viesche straße
Camper Weg
Am Fischersteig
4
Marktplatz
Marktstr.
i
Mühlenstraße
Camper Weg
Am Wasserberg
Am Mühlenbeck
Am Tannengrund
2
1
Sankt Marien
2
Klosterhof
Königsstraße
St. Bonifatius
Granitzblick
Breitsprecherstraße
Maxim-Gorki-Straße
Arkonastraße
Neue Straße
Stadtmuseum
3
Joachimberg
5
Nachtjacken-viertel
Breitsprecher-straße
Schulstraße
Joachimberg
Gadmundstraße
Weidenstraße
Clement-straße
Panoramablick
Teteler
Landweg
Boddenblick
Boddenblick
Sundstraße
Dammstraße
Stralsunder Straße
Bergstr.
Karlstr.
Gartenstr.
Billrothstraße
Wasserstraße
Königsstraße
Königsstraße
Ringstraße
Südstraße
Gartenstr.
Südstr.
Am Friedhof
Stralsunder Chaussee
Bundesstraße
196
Neuer Weg
Ringstr.
Wilhelm-Pieck-Ring
Hermann-Matern-Straße
Wilhelm-Pieck-Ring
Bundesstraße
196
Tilzower Weg
Wilhelm-Pieck-Ring
Hermann-Matern-Straße
Putbuser Chaussee
Otto-Grotewohl-Ring
Straße der DSF
Rosenweg
Tannenweg
Birkenweg
Kosmonautenweg
Straße der DSF
Straße der DSF
Straße der DSF
Tilzower Weg
0
300 m

ADAC Mobil

Um weite Wege oder fehlende Radwege – wie beispielsweise von Karow nach Prora oder von Zirkow nach Serams – zu überbrücken, können Radler auf **RADzfatz-Busse** umsteigen – Linienbusse des VVR mit Fahrradanhänger, die bis zu zwölf Räder mitnehmen können. *www.vvr-bus.de, Mai–Okt.*

6 Ernst-Moritz-Arndt-Turm

| Aussichtsturm |

Wo einst die slawische Burg stand, ragt heute der nach dem Schriftsteller Ernst Moritz Arndt benante Aussichtsturm auf. Von der Glaskuppel des 27 m hohen Turms aus eröffnen sich atemberaubende Panoramen. Bei klarer Sicht reicht der Blick bis zur Halbinsel Mönchgut im Südosten Rügens.

Verkehrsmittel

Durch Bergen verkehrt der **Stadtbus**. Es gibt einen Bahnhof, an dem stündlich **Regionalzüge** nach Stralsund und Sassnitz starten, sowie einen Busbahnhof. Von Bergen aus fahren **Busse** des VVR in alle Inselrichtungen. Die Umgebung lässt sich prima mit dem **Fahrrad** erkunden.

Parken

Eine gute Alternative zum vielfrequentierten **Parkplatz auf dem Markt** (1/2 Std. kostenfrei, sonst 1 €/Std., Höchstparkdauer 3 Std.) und für alle, die länger als drei Stunden in Bergen bleiben möchten, ist der **Parkplatz am Rugard** (kostenfrei). Von dort sind es nur fünf Minuten bis zum Marktplatz.

Restaurants

€ | **Suppenkasper** Vier verschiedene Suppen stehen in dem winzig kleinen Suppenladen am Markt wochentags auf der Speisekarte, auch an Veganer wird gedacht. ■ Markt 21 Tel. 01732/109232, www.suppenkasper-ruegen.de, Mo–Fr 11–14 Uhr, Plan S. 25 b2

€€ | **Gastwirtschaft am Markt** Rustikales Lokal mit übersichtlicher Speisekarte direkt am Marktplatz. Viele Zutaten kommen aus der Region. ■ Markt 14, Tel. 03838/252259, www.biboergosum.de, So geschl., Plan S. 25, b3

€€ | **Puk up'n Balken** Urige Schänke in der Altstadt. Hier kommt gute bodenständige Küche auf den Tisch. ■ Bahnhofstr. 65 Tel. 03838/257273, www.puk-bergen.de, Plan S. 25 a3

€€€ | **Romantik-Hotel Kaufmannshof** Hotelrestaurant mit anspruchsvollem Ambiente, einer kreativen, hochwertigen Küche und netten Gastgebern. ■ Bahnhofstr. 6–8 Tel. 03838/804550, www.kaufmannshof.de, Plan S. 25 a3

Im Blickpunkt

Theodor Billroth

Eine Apotheke trägt seinen Namen, Straßen in Bergen, Sassnitz und Stralsund auch. Doch wer war Theodor Billroth? Der Sohn der Stadt Bergen (1829–1894) war einer der bedeutendsten Ärzte des 19. Jh. und Begründer der Magenchirurgie. Sein Geburtshaus steht in der oberen Billrothstraße und kann besucht werden. Billroth zu Ehren findet jährlich das Billroth-Symposium der Deutschen Gesellschaft für Chirurgie auf Rügen statt.

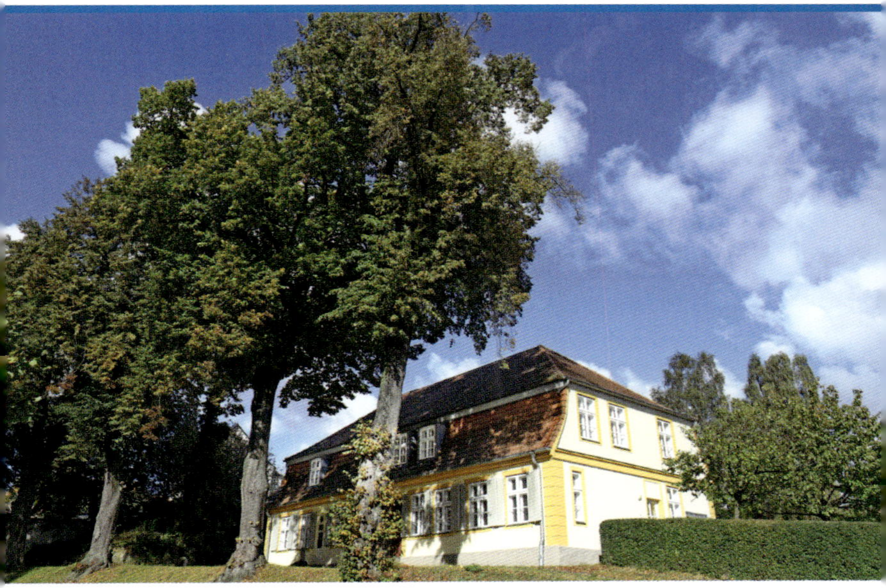

Im Billroth-Haus in Bergen wurde der bedeutende Arzt Theodor Billroth geboren

Einkaufen

Firma Hinz Kleiner, feiner Laden mit traditionellen Handarbeiten, regionaler Literatur und dazu eine der letzten Kürschnereien des Landes. Der Chef des Hauses ist gleichzeitig Stadtführer und kennt die Geschichte seiner Heimatstadt Bergen so gut wie kein anderer. Fragen Sie ihn! ■ Dammstr. 6, www.firma-hinz.de, Plan S. 25 a3

Insel Second Hand Ein sehr gut sortiertes und mit viel Herzblut geführtes Second-Hand-Lädchen, in dem mitunter auch ausgefallene Kleidungsstücke zu haben sind. Sogar Spielzeug und eine Reihe von Büchen stapeln sich in den Regalen. ■ Dammstr. 42, www.second-hand-ruegen.de, Plan S. 25 a3

Rügener Landschlachterei Hier geht es um die Wurst. In der Rügener Landschlachterei, etwas außerhalb von Bergen, werden Rinder, Schweine, Schafe, Wild und erlesene Zutaten aus der Region verarbeitet. Klar, dass die Wurst teurer ist als im Supermarkt, dafür ist sie ein echtes Inselprodukt. Die Wurst gibt es im hauseigenen Laden. ■ Gademow 6, Parchtitz, www.ruegenfleisch.de, Plan S. 25 nordwestl. a1

Konzerte

Konzerte in der Stadt Jeden letzten Donnerstag im Monat treten namhafte Künstler in verschiedenen Orten der Altstadt von Bergen auf. Beginn um 20 Uhr. ■ Infos: Benedixhaus, Markt 23, Tel. 03838/3152838, www.stadtinfo-bergen-ruegen.de, Plan S. 25 b3

Kneipen, Bars und Clubs

Larry's Bar Eine der angesagtesten Lokalitäten auf der Insel. Wer in Bergen abends Leute treffen möchte, geht in diese Lounge. Das Personal ist freundlich, der Service top. Sogar Haustiere sind erlaubt. ■ Bahnhofstr. 11 A–11 B, www.larrys-bar.metro.bar, tgl. ab 17, in der Nebensaison Mo–Sa ab 18 Uhr

Kinder

Direkt am Rugard gibt es einen großen, sehr ruhig gelegenen **Spielplatz**. Wer mit Kindern Eis essen gehen möchte, ist im **Eispalast** in der Markstr. 8 a sehr gut aufgehoben. Die Jüngsten können dort durch bodentiefe Fensterscheiben liebevoll aufgebaute Gartenbahnen bestaunen und in Gang setzen.

Wandern

Rugard Das Naherholungsgebiet ist ein idealer Ausgangsort für Wanderungen in die Umgebung.
Halbinsel Pulitz Ein lohnenswertes Ausflugsziel und echter Geheimtipp für Naturliebhaber ist im Herbst und frühen Winter diese Halbinsel bei Buschvitz nordöstlich von Bergen. Hier ist man fast stets alleine unter Bäumen.

5 Garz

Älteste und kleinste Stadt der Insel mit ländlichem Charakter

Bis ins 12. Jh. war Rügens kleinste und älteste Stadt eine Burg mit Burgwall und einer slawischen Ansiedlung. 1319 wird sie erstmals urkundlich als Stadt bezeichnet. Heute gibt es hier kleine Gassen mit schmucken Bürger- und Handwerkerhäusern. Die wichtigsten Geschäfte findet man entlang der Hauptstraße. Wegweiser leiten zur Nebenstraße »An den Anlagen«. Die Erhebung auf der rechten Seite ist der slawische Burgwall. Bis zum 12. Jh. stand hier die Burg Charenza, der Sitz eines Ranenfürsten. Einer Sage nach sollen hier schwarze, den Menschen nicht wohlgesonnene Zwerge hausen. Der Backsteinbau am Burgwall birgt das Ernst-Moritz-Arndt-Museum. Für Aufsehen sorgte 1930 die Eröffnung des ersten deutschen Diabetikerheims am Ortsausgang Richtung Putbus.

Gut Rosengarten ist heute ein Ökobetrieb, in dem Gemüse und Obst gedeihen

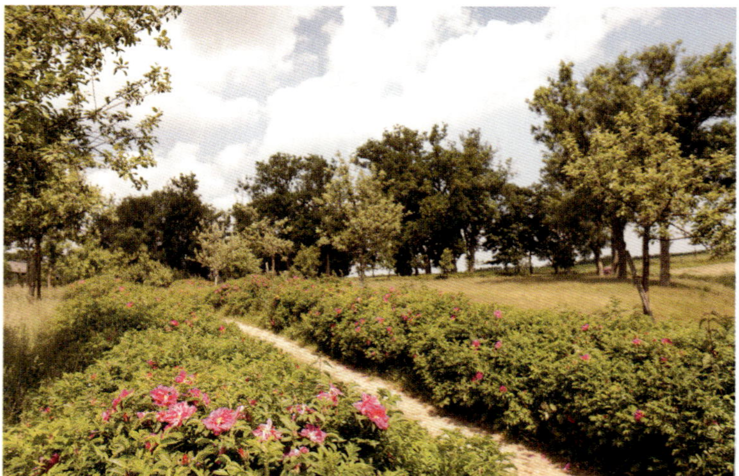

Sehenswert

St.-Petri-Kirche

| Kirche |

Im Herbst ist der Weg vom schmiedeeisernen Eingangstor hin zur St.-Petri-Kirche mit buntem Laub übersät. Mit dem Bau des eindrucksvollen Gotteshauses auf einem aus Findlingen bestehenden Hügel am Stadtrand von Garz wurde in der Mitte des 14. Jh. begonnen. Ältestes Ausstattungsstück ist ein aus Granit gemeißelter und mit blattartig gerippten Ornamenten verzierter Taufstein aus dem 13. Jh., der älter ist als die Kirche selbst. Nur der Sockel wurde in späterer Zeit erneuert. In der St.-Petri-Kirche wurde der Dichter und Patriot Ernst Moritz Arndt getauft. ■ Wendorfer Str. 16, Di, Do, Fr 9–12 Uhr

Ernst-Moritz-Arndt-Museum

| Museum |

Dem Garzer Lehrer und Rügenforscher Ernst Wiedemann ist das 1937 eingeweihte Museum zu verdanken. Von außen unscheinbar, vermittelt es hinter den Backsteinmauern kritische Einblicke in Biografie und Wirkung des bis heute kontrovers diskutierten, auf Rügen geborenen Publizisten, Universitätsprofessor und Literaten Ernst Moritz Arndt (1769–1860). Weitere Ausstellungen informieren über die Stadtgeschichte und Rügen.
■ An den Anlagen 1, www.stadt-garz-ruegen.de, Mai–Okt. Di–Sa 10–16, Nov.–April Mo–Fr 11–15 Uhr, 2 €, erm. 1,50 €

Einkaufen

3 **Gut Rosengarten** Auf den Wiesen schnattern Martinsgänse und picken Perlhühner. Auf einer Streuobstwiese wachsen alte Obstsorten. Im Frühjahr blühen Osterglocken, im Sommer Rhododendren. In dieser Idylle befindet sich das Gut Rosengarten. Im Hofladen gibt es all das, was auf dem Gut wächst. Im Sommer hat auch das Café geöffnet. Mit Ferienwohnungen. ■ Rosengarten 9a, www.gutrosengarten.de, Mo–Fr 9–16, im Sommer zusätzl. Sa, So 12–17 Uhr

Senfmanufaktur Eine Senfmanufaktur auf Rügen? Ja, die gibt es. Mehr als 40 Senfsorten hat Ronny Freese im Angebot: vom Ketchup-Senf für Kinder über Diabetiker-Senf bis hin zum Bärlauch-Senf. Angefangen hat der kreative Firmengründer mit einer alten Kaffeemaschine, in der er erste Senfkörner gemahlen hat. Neben dem Senf ist das Rügener »Knall Rülps Furz«-Bier zu finden. Dieses wird von einheimischen Erzeugern für die Senfmanufaktur hergestellt. Wohl bekomm's! ■ Lange Str. 35, Garz, Mo–Fr 10–18 Uhr

Events

Mittelalterfest am Burgwall Alljährlich im Sommer (meist Ende Juli) wird am slawischen Burgwall eine Schlacht um Garz veranstaltet. Mittelalterfans werden bei dem authentischen Wikingermarkt mit Musik und Gaukelei begeistert sein. ■ www.wikingerlager.com

Sport

Golfen in Karnitz Zwischen Sehlen und Garz können sich Freunde von Natur und Sport auf einem 18-Loch-Meisterschaftsplatz (Challenge Course) und einem 9-Loch-Platz (Public Course) austoben. ■ Am Golfplatz 2, Garz, Ortsteil Karnitz, www.golfcentrum-schloss-karnitz.de, ganzjährig geöffnet, 9-Loch Platz Mo–Do 30 €, Fr–So, Fei 33 €

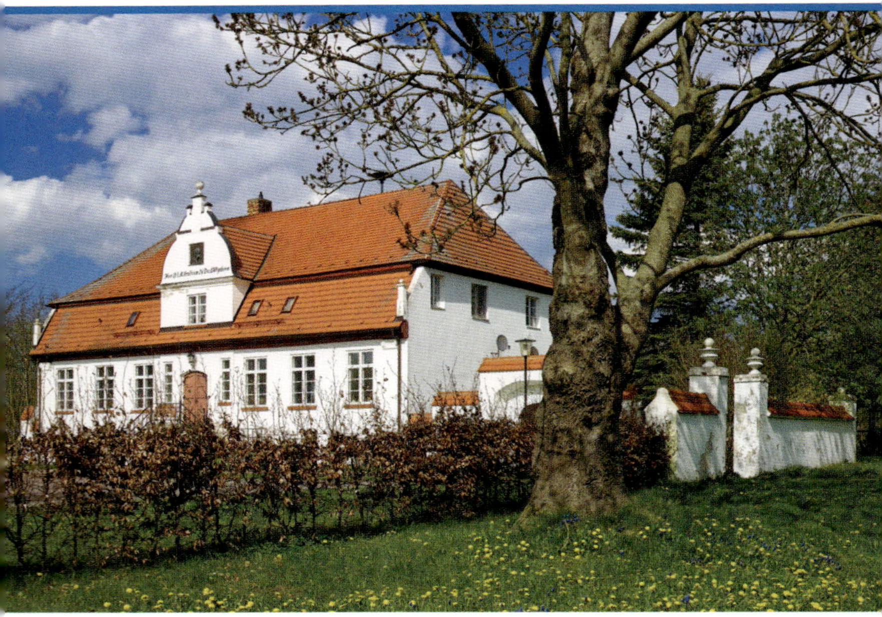

Das Geburtshaus von Ernst Moritz Arndt in Groß Schoritz beherbergt heute ein Museum

In der Umgebung

Kniepower See

| Landschaft |

Zwischen den Orten Kniepow und Karnitz liegt dieser See. Teich- und Seerosen werden von Libellen umkreist. Schilf wiegt sich im Takt des Windes. Eisvögel brüten hier, auch Zwergtaucher und Graugänse. Ein 7 km langer Weg führt um den See herum. In dieser Idylle kommt der Geist zur Ruhe.

6 Groß Schoritz und Zudar

Eine Dichterwiege und das geschichtsträchtige Eingangstor zur Insel

»Hier ist E. M. Arndt am 26. Dez. 1769 geboren« steht in feiner Schnörkelschrift auf dem barocken Dachgiebel des Geburtshauses des Schriftstellers Ernst Moritz Arndt. Dieses befindet sich 5 km südlich von Garz in Groß Schoritz. Rad- und Wanderwege führen in alle Himmelsrichtungen. Weit reicht der Blick über Wiesen und Felder, Boddenküste und Inselchen. Eine von ihnen haben Kormorane in Besitz genommen: die Insel Tollow, deren Vegetation durch den Kot der Vögel weitgehend zerstört ist. Der Sage nach hat Seeräuber Klaus Störtebeker hier seine letzte Ruhestätte gefunden.

Sehenswert

Ernst-Moritz-Arndt-Haus

| Museum |

In dem ehemaligen Gutshaus in Groß Schoritz kam der Nationalheld des 19. Jh., Ernst-Moritz Arndt, als Sohn eines Gutsinspektors auf die Welt. Heute hat hier die Ernst-Moritz-Arndt-Gesellschaft ihren Sitz. Im Haus gibt es ein

Gedenkzimmer für den Dichter, Theologen und Publizisten mit zeitgenössischer Einrichtung sowie einen Saal für Wechselausstellungen. Geöffnet ist das Haus für Besucher zu Veranstaltungen und auf Anfrage.

■ Zur Schoritzer Wiek 68, Groß Schoritz, www.ernst-moritz-arndt-gesellschaft.de

Palmer Ort

| Kap |

4 *Der perfekte Ort für das Innehalten im Trubel der Tage*

Im Süden von Rügen befindet sich die Halbinsel Zudar mit der Südspitze Palmer Ort. Der Weg dorthin ist gut ausgeschildert und führt durch ein Küstenwäldchen. Anders als an der belebten Nordspitze Kap Arkona ist es auf dem sandigen Haken wunderbar still. Hin und wieder lassen sich Silber- und Mantelmöwen, Brandgänse und Gänsesäger blicken, die sich auf den Findlingen im Wasser sonnen. Segelboote gleiten über den Greifswalder Bodden. Etwas weiter nördlich geht es zum Gelben Ufer mit seiner steilen Küste. Uferschwalben brüten hier. Der Strand ist sandig. Die Halbinsel lässt sich wunderbar wandernd umrunden.

St. Laurentius

| Kirche |

Die schlichte Kirche in Zudar wurde um 1318 im gotischen Stil erbaut. Schon bald wurde sie aufgrund ihres angeblich wundertätigen Marienbildes zu einem beliebten Wallfahrtsort. Zwei Wallfahrten nach Zudar, so sagte man, sollen die gleiche seelenreinigende Kraft gehabt haben wie eine Pilgerfahrt nach Rom. Als jedoch 1372 ein mit 90 Pilgern besetztes Boot im Strelasund sank und alle Insassen ertranken, glaubte man nicht mehr an die Wunderkraft des Bildes. Schmuckstück des Gotteshauses ist ein reich verzierter, barocker Altaraufsatz aus dem Jahr 1707.

■ Dorfstr. 24, Zudar, im Sommer tgl. ab 10 Uhr bis zum Einbruch der Dunkelheit geöffnet

Verkehrsmittel

Glewitzer Fähre Wer von der ersten Sekunde an ein perfektes Inselgefühl erleben möchte, reist mit der Glewitzer Fähre über den Strelasund nach Rügen. Diese verkehrt von kurz vor Ostern bis Ende Oktober alle 20 Minuten im Pendelverkehr zwischen Stahlbrode auf dem Festland und dem kleinen Ort Glewitz auf der Halbinsel Zudar. Kaum mehr als zwölf Minuten braucht die Fähre von Ort zu Ort. ■ www.weisse-flotte.de, Winterpause Nov.–März

7 Poseritz und Gustow

Grüne Tunnel, beschauliche Dörfer und stille Buchten am Strelasund

Dieser Landstrich ist landwirtschaftlich geprägt. Felder, Wiesen, Wälder und Boddenbuchten wechseln sich ab. Wer hierher kommt, findet Stille und Abgeschiedenheit – auch in der Hochsaison. Die alte Bäderstraße, ein Teil der Deutschen Alleenstraße, führt von Altefähr über die Dörfer Gustow und Poseritz weiter ins Inselinnere. In Gustow ist die einschiffige Pfarrkirche mit ihrem Friedhof und der Mordwange sehenswert. Es lohnt sich, das Auto abzustellen und auf das Rad zu steigen. Umliegende Güter wie Neparmitz oder die Boddenbinnenbucht Puddeminer Wiek mit ihren vielen Wasservögeln sind fantastische Ausflugsziele.

ADAC Wussten Sie schon?

399 Alleen – auch **grüne Tunnel** genannt – und Baumreihen gibt es auf der Insel Rügen. 287 km Straßen und Wege werden von Bäumen gesäumt. Napoleon Bonaparte, Kaiser der Franzosen, ließ sie einst als Sonnenschutz für die auf den Straßen marschierenden Soldaten anlegen. Ehemals waren sie schattige Wege in Gärten. Es ist ratsam, auch am Tag mit Licht zu fahren, um besser gesehen zu werden.

Sehenswert

Chausseehaus Groß Schoritz

| Mautstation |

Das im Volksmund auch Haus »Büchsenschuß« genannte Backsteingebäude an der Kreuzung Maltzien wurde nach Plänen von Karl Friedrich Schinkel errichtet und steht im Zusammenhang mit dem Bau der sogenannten Kunststraßen nach französischem Vorbild. Der Bau dieser Straßen kostete viel Geld. So wurde diese Mautstation errichtet, um den Bau der Chaussee Glewitzer Fähre–Garz zu refinanzieren. ■ Puddemin 15, Poseritz

Einkaufen

5 **Molkerei Poseritz** Milch holen wie früher. In einer der kleinsten Molkereien des Landes kann man sich Flaschen und Eimer mit Milch von Poseritzer Kühen abfüllen lassen. Diese wird hier seit 1998 zu Joghurts, Aufstrichen, Pellkartoffelquark oder Käsebällchen verarbeitet. Montags bis sonnabends kann man die Produkte gleich an Ort und Stelle genießen – im himmelblauen Hofcafé oder auf der Terrasse mit Blick auf Obstbäume, Sträucher und natürlich Kühe. ■ Poseritz Hof 15, Poseritz, S. .ruegener-inselfrische.de

NaturInsel Wer es natürlich liebt, der wird in der NaturInsel in Gustow fündig. Der Insel e.V. Kransdorf betreibt dort eine gläserne Bäckerei, in der Brot und Brötchen in feinster Qualität und aus hochwertigen Zutaten hergestellt werden. Ebenfalls erhältlich: Obst und Gemüse vom eigenen Hof. ■ Am Mühlenberg 3, Gustow, S. .kransdorf.de

In der Umgebung

Neufährschanze

| Festung |

Auf der Halbinsel Drigge – südwestlich von Gustow – legten die Schweden eine Festung namens Neufährschanze an. Diese spielte im schwedisch-dänischen Krieg in den Jahre 1674–1679 eine wichtige Verteidigungsrolle. 1808 ließen die Franzosen die Wälle zum Fort Napoleon ausbauen. Noch heute ist die Anlage auf der Spitze der Halbinsel zwischen Salzwiesen und wild wachsenden Büschen gut erkennbar.

Swantow

| Dorf |

Zu DDR-Zeiten erfand Dichter Hanns Cibulka (1920–2004) auf Hiddensee das »real-fiktive alte Fischerdorf« Swantow, von wo aus die Lichter des ersten Kernkraftwerkes der DDR in Lubmin zu sehen waren. Mit diesem ersten Umweltbuch der DDR sorgte er Anfang der 1980er-Jahre für Diskussionen. Swantow ist ein wunderbar verträumter Ort im stillen Süden. An der gepflasterten Dorfstraße stehen alte Katen mit Strohdächern. Im Pfarrgarten wachsen 200 Jahre alte Eiben.

Übernachten

Fernab von Massentourismus und Hauptstraßen finden Inselverliebte in Rügens Südwesten eine Vielzahl von Ferienwohnungen, Ferienhäusern und kleineren Hotels. Wer preiswerte Unterkünfte sucht, wird hier garantiert fündig. Außergewöhnliche Übernachtungsmöglichkeiten haben natürlich ihren Preis. Die Auswahl reicht vom schwimmenden Traumhaus in einer geschützten Badebucht über Gutshäuser im Grünen bis zum kleinen Stadthotel.

Altefähr 18

€€ | **Hotel Sundblick** Familiengeführtes Haus in Hafennähe. Die Zimmer sind sauber und gemütlich, die Gastgeber liebevoll und umsichtig. ■ Am Fährberg 8 B, 18573 Altefähr, Tel. 03 83 06/71 30, www.hotelsundblick.de

Rambin 20

€€ | **Die Insel auf Rügen** Der Berliner Architekt und Künstler Yadegar Asisi hat das alte Bauernhaus zu einer Pension mit stilvollem Ambiente und die Scheune zum Gasthof umgebaut. ■ Götemitz 27, 18573 Rambin, Tel. 03 83 06/61 10, www.die-insel-auf-ruegen.de

Samtens 21

€€ | **Landhotel Rügen** Wer es zentral liebt und auf Schnickschnack verzichten möchte, ist hier richtig. Einfache Zimmer sowie ein Restaurant. ■ Stönkvitz 2 a, 18573 Samtens, Tel. 03 83 06/ 20176, www.landhotel-ruegen.de

Bergen 22

€€€ | **Gutshaus Kubbelkow** Das Gutshaus liegt eingebettet in einem alten Park und bietet neben einer exquisiten Küche auch außergewöhnliche Übernachtungsmöglichkeiten (per Knopfdruck verwandelt sich ein Bücherschrank in ein Doppelbett). Mit hauseigenem Bentley-Shuttle. ■ Im Dorfe 8, 18528 Klein Kubbelkow (bei Bergen), Tel. 038 38/8 22 77 77, www.kubbelkow.de

Garz 28

€ | **Hotel Am Wiesengrund** Ländlich gelegenes, kleines Hotel mit einfachen Zimmern am Stadtrand. Im Restaurant werden gutbürgerliche Speisen serviert. ■ Im Wiesengrund 23, 18574 Garz, Tel. 03 83 04/347, www.ruegen-hotel-am-wiesengrund.de

€ | **Pferdehof Altkamp** Die Ferienwohnungen auf dem Hof sind gemütlich ausgestattet. ■ Dorfstr. 3, Altkamp, 18581 Putbus Tel. 03 83 01/617 30, www.pferdehof-altkamp.de

Poseritz und Gustow 31

€€ | **Gutshaus Kajahn** Familienfreundliches Privathotel mit Reitmöglichkeit. Die Betreiber haben sich auch der Wildverarbeitung verschrieben. Ein Muss für Naturliebhaber. ■ Prosnitz 1, 18574 Gustow, Tel. 03 83 07/401 50, www.hotel-gutshaus-kajahn.de

Rügens Südosten

In den Seebädern pulsiert das Leben. Wer die Stille liebt, fährt ins malerische Hinterland mit seinen versteckten Buchten und Hügeln

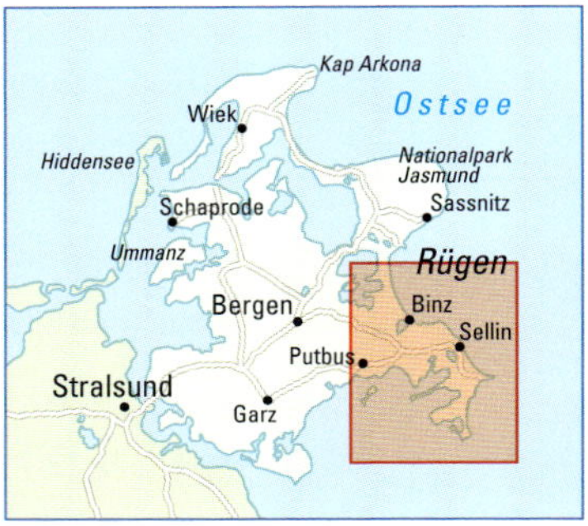

Dieser Inselteil gehört zu den schönsten und beliebtesten Reisezielen in Deutschland. Völlig zu recht. Denn hier gibt es endlos lange, feinkörnige Sandstrände, prachtvolle Bauten im Bäderstil, idyllische Fischerdörfer, weitgeschwungene Badebuchten, Cafés und Restaurants mit ausgezeichneter Küche, ein sehr gut ausgebautes Radwegenetz und zauberhafte Wanderwege. In den Seebädern pulsiert in den Sommermonaten das Leben – am Strand wie auch in den Cafés. Ruhiger geht es hingegen an den verträumten Boddenküsten und im sanften Hügelland auf der Halbinsel Mönchgut zu. Bereits die Zisterziensermönche vom Kloster Eldena verliebten sich in diesen Landstrich im äußersten Südosten von Rügen. Im Jahr 1252 kauften sie das Land Reddevitz und knapp 100 Jahre später die Halbinsel Zicker.
Ein paar Kilometer östlich wandeln Besucher in Putbus auf Fürstenspuren. Vor klassizistischen Häusern wachsen Rosen, im Schlosspark röhren Hirsche.

In diesem Kapitel:

ADAC Top Tipps:

1 Ostseebad Binz
| Stadtbild |
Vom Fischerdorf zum größten Seebad der Insel. Binz punktet mit prachtvollen Villen, einer kilometerlangen Strandpromenade und einem glänzenden Kulturprogramm. Im Sommer tobt hier das Leben. 36

2 Naturerbe Zentrum Rügen
| Baumwipfelpfad |
Wer hoch hinaus möchte, ist hier richtig. Vom 40 m hohen Baumwipfelpfad

reicht der Blick weit über das Inselland bis nach Stralsund. Willkommen im Reich des Seeadlers. 40

3 Theater Putbus
| Theater |
Das 1820 im klassizistischen Stil als Sommertheater errichtete Gebäude gehört zu den prächtigsten Schauspielhäusern im Norden. Die Ausstattung ist fürstlich, das Programm abwechslungsreich. 44

4 Rasender Roland, Putbus
| Historische Eisenbahn |
Nostalgie pur! Alle zwei Stunden zuckelt die über 100 Jahre alte Schmalspurbahn mit 30 km/h von Putbus nach Göhren und zurück. Im Sommer sogar oben ohne. Ein echtes Erlebnis – nicht nur für Eisenbahnfans. 45

5 Seebrücke, Sellin
| Architektur |
Das Brückenhaus gleicht einem Schloss über dem Meer. Hier kann man entspannt Kaffee trinken und dem Plätschern der Wellen lauschen. Und mit etwas Glück hört man sogar die Hochzeitsglocken läuten. 52

ADAC Empfehlungen:

6 Bootshaus Binz
| Restaurant |
In der ehemaligen Seenotrettungsstation kommen heute ausgezeichnete Fischgerichte auf den Tisch – natürlich mit Meerblick. 38

7 Waffelschmiede, Putbus
| Bistro |
In einem ehemaligen Kino werden heute Waffeln geschmiedet. Einheimische und Gäste sind begeistert. 46

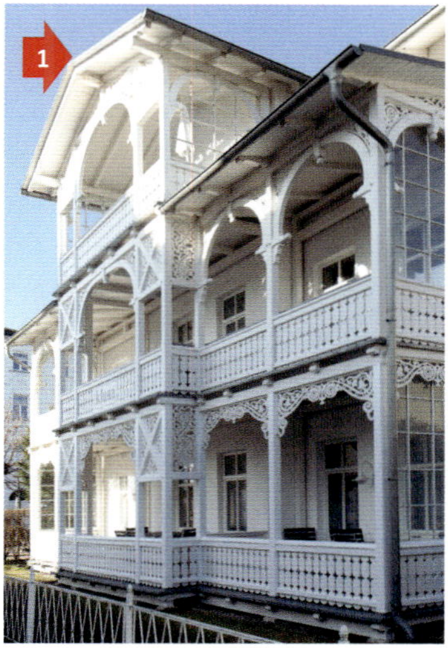

8 Ein Tag am Meer, Putbus
| Werkstattladen |
Kunst aus Strandgut. Ben und Jule kreieren aus Hölzchen, Steinen und Farbe fantasievolle Figuren. 46

9 Kolonial-Stübchen, Sellin
| Café |
Hier fängt der Tag gut an. Auf den Frühstückstisch kommen Spezialitäten aus Spanien, Italien und Frankreich. Eine echte Entdeckung. 53

10 Inselparadies, Baabe
| Restaurant |
DDR-Schalenbaumeister Ulrich Müther entwarf dieses Restaurant mit schönstem Meerblick. 54

11 Groß Zicker mit dem Pfarrwitwenhaus
| Ortsbild |
Früher Sozialeinrichtung für die mittellosen Witwen der Dorfpfarrer, heute Museum und Galerie. Hier wird Rügens Geschichte erlebbar. 60

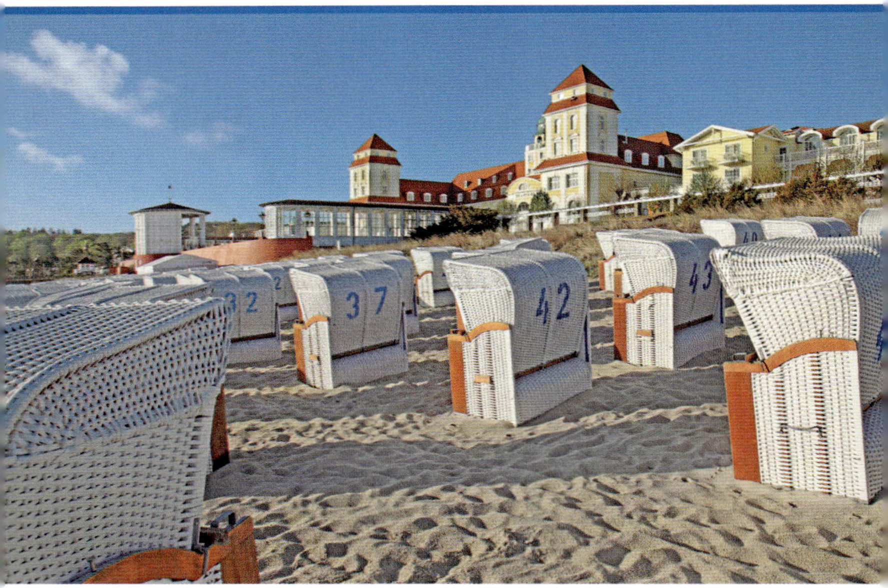

Beliebtes Rügenmotiv: Strandkörbe vor dem Kurhaus in Binz

8 Ostseebad Binz

1 *Rügens größter Badeort mit schönen Villen und Strandpromenade*

Information

■ Touristen-Informationen: im Haus des Gastes in der Heinrich-Heine-Str. 7, direkt an der Seebrücke und im Kleinbahnhof, 18609 Binz, Tel. 03 83 93/14 81 48, www.ostseebad-binz.de, März–Okt. 9–18, Sa, So 10–18, Nov.–Feb. 9–16, Sa, So 10–16 Uhr

Dass es sich in der geschützten Bucht von Binz hervorragend baden lässt, ist auch dem Fürsten von Putbus nicht verborgen geblieben. Der Strand ist feinsandig und das Wasser glasklar. Um 1780 kaufte Malte zu Putbus das einstige Fischerdorf für 18 000 Taler. Knapp 50 Jahre später badeten seine Gäste hier. Heute ist Binz Rügens größtes Ostseebad. An der belebten Strandpromenade reihen sich weiße Villen im Bäderstil wie Perlen an einer Schnur. Auf den reich verzierten Balkonen und Veranden ist das Meeresrauschen zu hören. Der Blick reicht bis zur Kreideküste. Fahrgastschiffe steuern die Seebrücke an und bringen Passagiere nach Sassnitz, zu den Kreidefelsen oder in benachbarte Seebäder. Zauberhafte Sonnenuntergänge lassen sich am Schmachter See beobachten, und ein Wanderweg führt zu mächtigen Baumriesen. In Binz beginnt das Waldgebiet Granitz, das mit dem Jagdschloss Granitz und dem sagenumwobenen Schwarzen See aufwartet.

Sehenswert

Strandpromenade

| Flaniermeile |

»Sehen und Gesehen werden« lautet das Motto auf der 4,2 km langen Strandpromenade, die vom Fischerstrand bis zum Binzer Ortsteil Prora reicht. Ein Kiefernwäldchen trennt die Promenade vom feinsandigen Strand, der zu den beliebtesten auf der ganzen Insel gehört. Strandbars bieten hier Cocktails und Snacks an. In den Sommermonaten zeigen Kunsthandwerker zwischen Kurplatz und Jugendherberge an blau-weißen Ständen im Bäderstil ihre kreativen Werke. Auf dem Kurplatz mit Konzertpavillon und verglasten Wandelhallen finden ganzjährig Veranstaltungen statt. Natürlich mit bestem Meerblick.

Bäderarchitektur

| Bauwerk |

Binz ist berühmt für seine Bäderarchitektur, ein Baustil, der eigentlich keiner ist, sondern einen Mix aus verschiedenen Stilepochen darstellt. Die Villen in Binz können sich sehen lassen. Fein herausgeputzt, strahlendweiß oder komplett aus Holz, mit verzierten Brüstungen, Türmchen, Veranden, verspielten Balkonen aus Holz und Metall, ziehen sie die Blicke der Besucher auf sich. Entstanden sind die wunderschönen Häuser um die Wende zum 20. Jh., sie beherbergen schmucke Gästezimmer, Restaurants, Cafés und Läden.

Wer mehr wissen möchte, kann sich auf einen Villen-Rundgang begeben, bei dem man via Smartphone und QR-Code – diesen findet man an den teilnehmenden Häusern – Informationen und historische Daten erhält. Als Ausgangspunkt bietet sich das Haus des Gastes an, die nächsten Villen werden angezeigt (https://villen.binz.de).

Rettungsturm

| Bauwerk |

Was auf den ersten Blick wie ein UFO erscheint, erweist sich auf den zweiten Blick als ein ehemaliger Rettungsturm des berühmten Binzer Architekten Ulrich Müther (1934–2007). Seine extravaganten Hyparschalenkonstruktionen wurden in den 1960er-Jahren weltberühmt. Der Rettungsturm ist heute Außenstelle des Binzer Standesamtes. Auch das Buswartehäuschen und das Restaurant im IFA Ferienpark sind auf dem Reißbrett des Bauingenieurs Müther entstanden.

■ Strandpromenade, Strandzugang 6

Seebrücke

| Bauwerk |

Vom Brückenkopf der 370 m langen Seebrücke hat man einen Traumblick auf Strand, Promenade und Villen. In der Morgensonne leuchten sie orangerot. Die Binzer Seebrücke war übrigens die erste ihrer Art auf der Insel. 1902 nach einem Jahr Bauzeit eingeweiht, wurde sie nur zwei Jahre später durch eine Sturmflut zerstört. Der heutige Bau stammt von 1994.

Verkehrsmittel

Binz besitzt zwei **Bahnhöfe**. Es bestehen IC- und ICE-Verbindungen zu allen größeren Städten Deutschlands. Die Schmalspurbahn Rasender Roland dampft nach Göhren und Putbus.

Durch Binz verkehrt ganzjährig die **blaue Bäderbahn** und befördert Besucher mit Kurkarte aus den Orten Binz, Sellin und Baabe kostenfrei.

Der **Jagdschlossexpress** bringt Gäste von der Seebrücke Binz zum Jagdschloss Granitz (Rundfahrt 10 €). Tagesgäste können den Parkplatz Binz-Ost nutzen und von dort aus fahren.

Der **Prora-Express** rollt von der Seebrücke zum »Koloss von Prora« und zum Naturerbe Zentrum Rügen.

Parken

Rund um Binz befinden sich zahlreiche Parkmöglichkeiten. Im Ortskern sind **Parkplätze** in der Hauptsaison heiß begehrt, und es empfiehlt sich daher, auf Parkplätze am Ortsrand auszuweichen. Parkmöglichkeiten bestehen (Auswahl): Parkhaus in der Wylichstraße (2 €/2 Std.), Zentrum Binz (3,50 €/2 Std.), Am Bahnübergang (1 €/2 Std.) und Am Schmachter See (4 €/22 Std.). Am Kleinbahnhof kann das Auto kostenfrei abgestellt werden.

Restaurants

€–€€ Fischräucherei Kuse Beim letzten Fischer von Binz lässt es sich vorzüglich speisen – auf der Terrasse mit bestem Blick auf die Binzer Bucht. Der Fisch kommt frisch aus dem Rauch. Auch zum Mitnehmen. ■ Am Fischerstrand, Strandpromenade 3, Tel. 038393/2970, März–Dez. ab 9 Uhr

6 **€€ | Bootshaus Binz** Beliebtes Fischrestaurant in einem ehemaligen Seenotrettungsgebäude. Die Qualität der Gerichte ist ausgezeichnet, das Personal ausgesprochen freundlich. Eine Reservierung wird empfohlen. ■ Strandpromenade 49, Tel. 038393/57944, www.arkona-strandhotel.de/bootshaus-arkona, tgl. ab 12 Uhr

Cafés

Literaturcafé Carlsson's Das gemütliche Café in einer schmucken Villa parallel zur belebten Hauptstraße punktet mit köstlichen Kuchen und Torten, frischen Waffeln und jeder Menge Literatur über Rügen und Hiddensee. Ein idealer Ort zum Aufwärmen nach einem ausgiebigen Strandspaziergang. ■ Putbuser Str. 9 (in der Pension Sanddorn), Tel. 038393/43670, tgl. 13–18 Uhr

Einkaufen

Kunstmeile In der Margaretenstraße, einer Querstraße zur Strandpromenade, tummeln sich Künstler und Kunsthandwerker. Schmuck, farbenfrohe Keramik, Malereien mit Leuchtkraft und Rügenlandschaften sind hier zu finden. Und mittendrin lädt ein kleines Café zum Ausruhen ein. In der angrenzenden Schillerstraße befindet sich eine Glasbläserei. In der Saison können sich Klein und Groß täglich zwischen 11 und 16 Uhr im Kugelblasen üben (in der Nebensaison Mo–Sa).

Kneipen, Bars und Clubs

Loev Wohin am Abend? In der Loev Cocktailbar in der Hauptstraße verbringt man wie frau gemütliche Stunden im Flair der 1920er-Jahre. Serviert werden Klassiker, aber auch eigene Kreationen der Barkeeper. Das Ambiente ist urgemütlich. Als Sky Sportbar werden hier auch wichtige Sportereignisse übertragen. Einmal im Monat wird das Löwenherz zum Bluesclub. Prominente Künstler treten in intimer Clubatmosphäre auf. ■ Hauptstr. 20–22, www.loev.de, tgl. ab 17 Uhr

Villa Salve Direkt an der Strandpromenade gelegen bietet diese Bar alles, was man braucht, um den Tag perfekt ausklingen zu lassen: lebensbejahendes Personal, aufgeschlossene Gäste, leckere Cocktails, eine stilvolle Atmosphäre, Livemusik – und natürlich einen wunderbaren Ostseeblick. Im Sommer sitzt man an der Freiluftbar. ■ Strandpromenade 41, www.salve-binz.de, Tel. 038393/2223, tgl. ab 17 Uhr

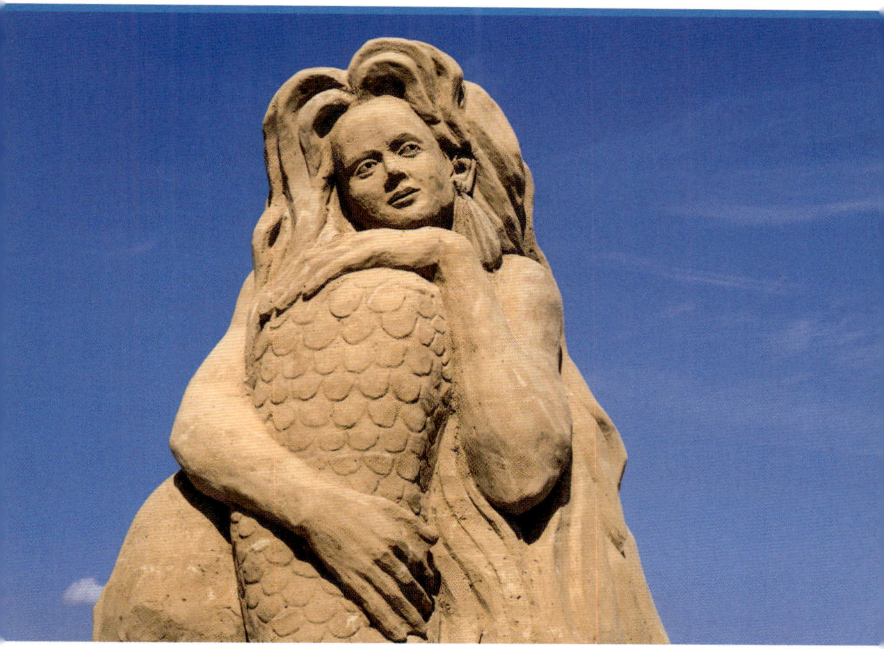

Wahre Meisterwerke entstehen beim Sandskulpturenfestival in Binz

Kinder

Wasserspielplatz Am Schmachter See gibt es einen schönen Wasserspielplatz für die kleinen Urlaubsgäste.

Vitarium Bei »Schietwetter« empfiehlt sich ein Besuch des Vitariums im IFA Ferienpark mit tropischem Erlebnisbad, Billard, Autoscootern und kleinem Spielplatz. ■ Strandpromenade 74, Binz, www.ifa-ruegen-hotel.com, Vitarium: Eintritt frei, Erlebnisbad: 1 Std. 4 €, Kinder 3 €, an stark frequentierten Tagen ist das Bad Hausgästen vorbehalten, kostenpflichtiger Parkplatz am Hotel

Events

Kulturkutter Im Juli und August macht der Kulturkutter Binz im Kurpark fest. Auf der kleinen Freiluftbühne sind Theater, Comedy und Konzerte zu erleben. ■ Kurpark, Termine bei der Kurverwaltung (Tel. 038393/148148) erfragen oder unter www.ostseebad-binz.de

Erlebnisse

Sandskulpturen-Festival Sommer für Sommer erschaffen Künstler aus aller Herren Länder eine Welt aus Sand. Dieser ist kein Ostseesand, sondernstammt aus Holland, ist jung und lässt sich problemlos »stapeln«. Themen der vergangenen Jahre waren u. a. Musik, Welt der Bücher, Faszination Natur und Märchen, und im Juni 2019 wurde hier mit 17,66 m die höchste Sandburg der Welt errichtet. Ein Erlebnis für die ganze Familie. ■ Festwiese, Proraer Chaussee 15, Ortsausgang Binz Richtung Sassnitz, www.sandfest-ruegen.de, März–Nov., 9,50 €, Kinder (4–14 Jahre) 6,50 €, kostenpflichtiger Parkplatz (Pauschale 1 €)

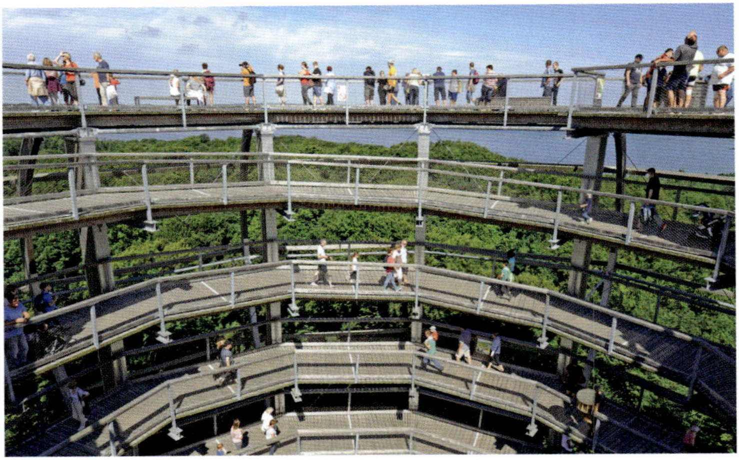

Der Aussichtsturm »Adlerhorst« im Naturerbe Zentrum Rügen gewährt tolle Blicke

9 Prora

Ein klotziger Bau aus der Nazi-Zeit an einem der schönsten Strände Rügens

An der Prorer Wiek genannten Meeresbucht befindet sich der Binzer Ortsteil Prora. Bekannt ist der Ort vor allem durch das NS-Projekt »KdF Seebad Rügen«, ein klotziger Bau an einem der schönsten Strände der Insel.

Sehenswert

Koloss von Prora

| Architektur |

Die 4,5 km lange Anlage, die aus fünf sechsgeschossigen (und nutzbaren) Betonblocks und 2 km Ruinen besteht, ist das längste Bauwerk der Nationalsozialisten. Ursprünglich sollten sich im »KdF Seebad Rügen« 20 000 Menschen gleichzeitig erholen. Doch zu Beginn des Zweiten Weltkriegs wurden die Bautrupps abgezogen, und die Anlage blieb unvollendet. Später wurden die Gebäude innen fertig ausgebaut und als Kasernen der Nationalen Volksarmee der DDR genutzt. Inzwischen ist der von Architekt Clemens Klotz entworfene denkmalgeschützte Bau fast vollständig in der Hand von Privatinvestoren. Entstanden sind Miet-, Ferien- und Eigentumswohnungen mit Meerblick. Auch die längste Jugendherberge der Welt ist hier zu finden. Museen wie das Dokumentationszentrum Prora und das Prora-Zentrum informieren über die Geschichte.

Naturerbe Zentrum Rügen

| Baumwipfelpfad |

2 *Panoramablick über die Insel vom 40 m hohen Adlerhorst*

Hoch hinaus geht es auf dem 40 m hohen Baumwipfelpfad zwischen Prora und dem Kleinen Jasmunder Bodden. Die Aussicht vom Adlerhorst ist grandios und reicht über die gesamte Insel bis nach Stralsund. Auf dem Weg dorthin können Aufgaben gelöst und Experimente durchgeführt werden. Für Mutige: Balancierbalken und Wackelelemente erfordern in luftiger Höhe

viel Geschick. Im Umweltinformationszentrum werden wechselnde Ausstellungen gezeigt. Es gibt ein Selbstbedienungsrestaurant und einen großen Abenteuerspielplatz. Hier kann man einen ganzen Tag verbringen. Ganz neu ist die Tunnelrutsche, die vom Abstiegsturm mehrfach gewendelt herunterführt (April–Okt., kostenpflichtig).
■ Forsthaus Prora 1, Binz/OT Prora, www.baum wipfelpfade.de/nezr, Nov.–März 9.30–16, April, Okt. 9.30–18, Mai–Sept. 9.30–19 Uhr, 12 €, Kinder (6–14 Jahre) 9 €, Führungen 4 €, Parkplatz 2,50 €/3 Std.

Oldtimer Museum Rügen

| Museum |
Alte Liebe rostet nicht. Das beweist diese Ausstellung auf über 10000 m², die 40 Jahre Automobilgeschichte zeigt. Zu sehen sind Feuerwehren und Eisenbahnen sowie rund 80 Pkws von 1949 bis 1989, darunter der Volvo 264 TE aus dem Regierungsfuhrpark der DDR. Ein Muss für Technikbegeisterte.
■ Proraer Allee 119, www.oldtimer-museum-ruegen.de, April–Nov. tgl. 10–17 Uhr, 10 €, Kinder 5 €, Parken kostenfrei

Parken

Parkmöglichkeiten gibt es u.a. in der Dritten Straße (Großparkplatz). Am Südstrand 110 (Block I) befindet sich ein Parkhaus (bis zu 20 € Tageshöchstsatz).

Kinder

Galileo-Wissenswelt Lebendige Ausstellung mit naturwissenschaftlichem Schwerpunkt. Ein »Museum zum Anfassen«. ■ Forstverwaltung 1, www.galileo-ruegen.de, Juli, Aug. tgl. 10–18, April–Anf. Nov. und über den Jahreswechsel Mo–Fr 10–17, Sa, So 10–16 Uhr

10 Zirkow

Historischer Museumshof und eine 180 Jahre alte Rotbuchenallee

Eine gotische Backsteinkirche aus dem 15. Jh. und ein idyllischer Museumshof mit reetgedeckten Fachwerkhäusern, in denen Besucher Einblick in das Leben und Schaffen der Bauern erhalten, machen den Reiz von Zirkow aus. Der Ort befindet sich direkt an der vielbefahrenen B196 in Richtung Ostseebäder und grenzt im Nordosten an den Schmachter See bei Binz. Vereinzelt sind im Ortskern neben neuen Häusern, auch reetgedeckte Häuser aus früheren Zeiten zu finden. Lohnenswert ist ein Spaziergang über die autofreie Mustitzer Rotbuchenallee von Zirkow nach Kiekut. Fürst Wilhelm Malte I. von Putbus ließ 1820 auf einer Strecke von etwa 2,5 km mehr als 100 Rotbuchen anpflanzen. Die Allee ist heute ein Naturdenkmal.

Kinder

Karls Erlebnis-Dorf Bonbonmanufaktur, Schokoladenmanufaktur, Feuerwehrturm, Seilbahn, Kreativwerkstatt, Wasserspielplatz, Kartoffelsack-Rutsche – Karls Erlebnis-Dorf verspricht Spiel-Spaß für die ganze Familie. Und das ohne Eintritt. ■ Binzer Str. 32, Zirkow, www.karls.de, ganzjährig tgl. 8–19 Uhr

Sport

Cable Park In einer ehemaligen Kiesgrube können sich Wassersportbegeisterte austoben: beim Wasserski und Wakeboarden. ■ Am Kapellenberg 1, Putbuser Str. in Richtung Putbus, www.wasserskiruegen.de, April–Okt.

11 Putbus

Charmantes Residenzstädtchen mit jeder Menge Kultur

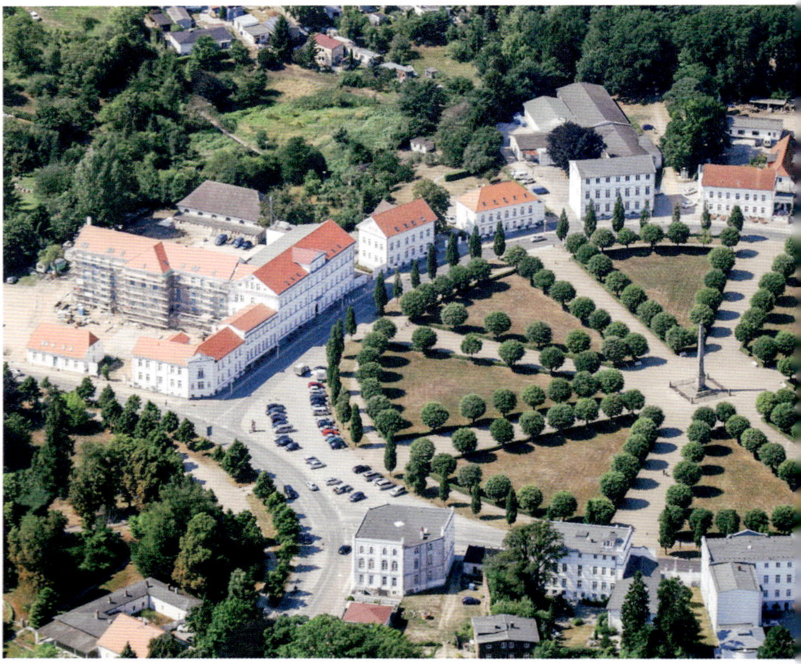

Die Residenzstadt Putbus präsentiert sich fürstlich, hier die Platzanlage Circus

Information

- Putbus-Information, Alleestr. 2, 18581 Putbus, www.ruegen-putbus.de, Tel. 03 83 01/6 09 64, Mai–Sept. Mo–Sa 10–17, So, Fei 10–14, Okt.–April Mo–Fr 10–16 Uhr
- Parken siehe S. 46

Die Fürstenstadt Putbus im Südosten der Insel fällt aus dem Rahmen und ist aufgrund ihrer Geschichte ein außergewöhnliches Küstenstädtchen. Vor weißen Villen im klassizistischen Stil blühen Rosen, es gibt einen runden Platz namens Circus mit strahlenförmig angelegten Wegen und einen Schlosspark mit Schwanenteich und dendrologischen Besonderheiten. Auf dem Marktplatz wachsen Pappeln. Hier befindet sich auch das schönste Theater der Insel. Im Schlosspark zeugen die Orangerie, der Marstall, das frühere Affenhaus – heute Puppen- und Spielzeugmuseum –, das Wildgehege und der einstige Kursaal vom Ideenreichtum seines Baumeisters.

Nur das Schloss – in den 1930er-Jahren das größte weltliche Gebäude der Insel Rügen – wurde vor mehr als 60 Jahren abgerissen. Das Todesurteil für das Gebäude fiel am 9. April 1957. Das Kultusministerium der DDR und der Rat des

Plan
S. 45

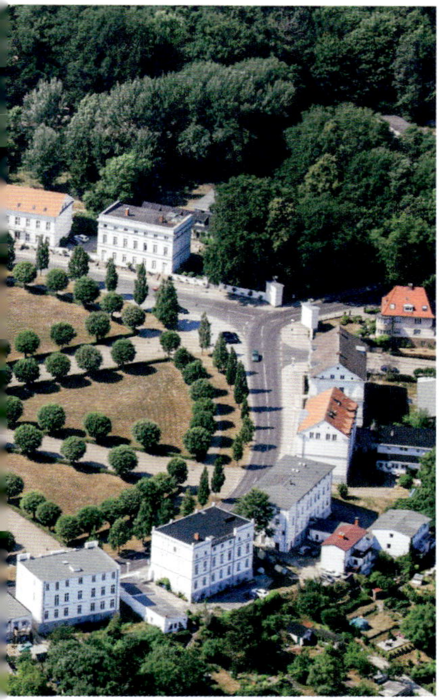

Bezirkes Rostock stimmten für einen »absolut schlechten Bauzustand des Gebäudes«. Auch Proteste von Seiten der Bevölkerung und der Schweriner Denkmalpflege halfen nicht.

Die weiße Stadt, Rosenstadt oder Kulturhauptstadt, wie das reizvolle Städtchen auch genannt wird, geht auf Fürst Wilhelm Malte I. (1783–1854) zurück. Der Enkel von Malte I. (1671–1750) verwandelte den Herrensitz Anfang des 19. Jh. in einen repräsentativen Residenz- und Badeort. Bereits König Friedrich Wilhelm IV. (1795–1861) bezeichnete die Fürstenresidenz Putbus als das »irdische Paradies«.

Sehenswert

1 Circus

| Platzanlage |

Sein Aussehen hat der letzte einheitlich ausgeführte Rondellplatz Deutschlands dem »Circus« im englichen Badeort Bath und französischen Anlagen zu verdanken. Eingerahmt ist er von zwei- bis dreigeschossigen weißen klassizistischen Bauten, vor denen üppige Rosenbüsche wachsen. Nach 1843 ließ der Fürstliche Obergärtner Halliger acht sternenförmig verlaufende Wege um keilförmige Rasenflächen anlegen. In der Mitte des Platzes thront ein 21 m hoher Obelisk, der an die Ortsgründung erinnert.

2 Schlosspark

| Landschaft |

Der 75 ha große Landschaftspark gehört zu den schönsten Parkanlagen im Norden Deutschlands. Fürst Wilhelm Malte zu Putbus ließ diesen, um das Jahr 1800 nach französischem Vorbild angelegten Park zu einem englischen Landschaftspark umgestalten. Noch heute sind hier unter anderem der Schwanenteich mit den Überresten der Pergola, die Orangerie, die Schlosskirche, der Marstall, das ehemalige Affenhaus, das Mausoleum, das Wildgehege, gelbblühende Rosskastanien und seltene Bäume wie Mammutbäume und zu bestaunen. An der Kastanienallee stiftete Fürstin Luise ihrem emsigen Fürsten ein Denkmal. Geschaffen hat das Standbild der Berliner Bildhauer Friedrich Drake im Jahr 1859.

■ Ganzjährig geöffnet, frei zugängl.

3 Orangerie

| Museum |

Von 1816–1818 als Gewächshaus errichtet, beherbergt die Orangerie heute ein Café, eine Keramikwerkstatt und ein Ausstellungszentrum. Seit 2011 präsentiert die KulturStiftung hier Exponate ihrer Sammlung und Ausstellungen namhafter Künstler. Der Eingang wird von zwei Löwenskulpturen bewacht, die früher vor dem Schloss standen. Von den rückwärtigen Fenstern sieht man in den Park. Die Skulptur vor dem Fenster ist eine Kopie des »sterbenden Galiers« in den Kapitolinischen Museen in Rom. Sie wurde aus dem alten Schloss hierher versetzt. Weitere Ausstellungszentren sind die Galerie »Atelier Rotklee« am Markt 10, die Galerie von Susanne Burmester »Circus Eins« am Circus 1 und der Kunstort »Alte Wassermühle« des Metallplastikers Bernard Misgajski im Ortsteil Wreechen.

■ Alleestr. 35, Mai–Okt. Mi–Sa 11–16, So 13–16, Nov.–April Di–Sa 11–16 Uhr, 4 €, erm. 3 €

4 Christus-Kirche

| Schlosskirche |

Als der zum Schloss gehörende Kapellenraum 1865 bei einem Brand zerstört und Putbus eine selbstständige Kirchengemeinde wurde, musste ein neues Gotteshaus her. So entschied man sich, den fürstlichen Kursalon im Schlosspark zur Kirche umzubauen. Aus dem Tanzsaal wurde ein dreischiffiger Andachtsraum, der Roulettespielsaal zur Sakristei. Das Altarbild, der Leuchter und einige andere Ausstattungsgegenstände stammen noch aus dem Schloss. Die Orgel wurde 1892 von Barnim Grüneberg (Stettin) gefertigt.

■ Im Schlosspark, Ostern–Okt. 10–17 Uhr, Eintritt frei

5 Puppen- und Spielzeugmuseum

| Museum |

Auf Wunsch von Fürstin Luise, Gattin Wilhelm Maltes I., wurde 1848 ein Affenhaus im Schlosspark errichtet. Hinter einer hohen, runden Gittervoliere konnten Besucher Kleinaffen beobachten. Bevor hier 1994 ein Puppen- und Spielzeugmuseum eingerichtet wurde, diente das ehemalige Affenhaus an der Allee nach Wreechen als Parkhäuschen und Beamtenhaus mit Büro und Wohnraum. Heute sind hier Puppen, Spielzeug, Plüschtiere, Modellbahnen und vieles mehr ausgestellt.

■ Kastanienallee 1, www.puppenmuseum-putbus.de, April–Okt. 10–18, März–Okt. sowie über den Jahreswechsel 10–17, Feb. 12–16 Uhr, 6 €, Kinder 1,50 €

6 Theater Putbus

| Theater |

3 *Fürstliches Schauspielhaus mit hervorragender Akustik*

Ein Besuch dieses prachtvollen Schauspielhauses – errichtet 1819–1820 als Sommertheater – ist ein Genuss für alle Sinne. Die Parkfassade zieren ein toskanischer Säulenportikus und ein antikisierender Stuckfries, der Apollo, den Gott der Dichtkunst, und die Musen zeigt. Der Theatersaal ist mit zwei Rängen, schmiedeeisernen Ballustraden, einer Fürstenloge, roten Vorhängen und goldenen Verzierungen an den Friesen ausgestattet. Die Akustik ist hervorragend. Davon können sich z. B. die Besucher der Putbus-Festspiele überzeugen, die von Himmelfahrt bis Pfingsten einen Höhepunkt auf dem Spielplan darstellen. Ein Theater vom Allerfeinsten, mit Theatercafé.

■ Markt 13, www.theater-vorpommern.de, Karten ab 10 €

7 Uhren- und Musikgeräte-Museum

| Museum |

Für dieses Museum sollte man sich Zeit nehmen. Im Bussettschen Badehaus werden über 1000 Exponate des Sammlers Franz Sklorz gezeigt, darunter Zeitmesser des 15. bis 20. Jh. und funktionierende Grammophone. Hier darf man im Urlaub gern auf die Zeit schauen.

■ Alleestr. 13, Mai–Okt. Di–So 10–18, Nov.–April 10–16 Uhr, 5 €, Kinder 2 €

8 Rasender Roland

| Historische Eisenbahn |

4 *Die Schmalspurbahn schnauft durch Zauberwald bis Göhren*

Die heute noch verkehrende Schmalspureisenbahn Rasender Roland ist ein Oldtimer auf Schienen. Seit mehr als 100 Jahren schnauft sie mit 30 km/h Höchstgeschwindigkeit durch den Südosten Rügens. Bis 1899 war die Strecke von Putbus durch die Granitz bis Göhren fertiggestellt. 100 Jahre später wurde sie über Putbus hinaus bis nach Lauterbach verlängert. Etwa eine Stunde und 15 Minuten brauchen die historischen Dampflokomotiven für die 24 km. Unterwegs sind sie täglich zwischen 8 und 21 Uhr. Es gibt Sonderzüge, Museumszüge und spezielle Arrangements, die mit Exkursionen verbunden sind. Wer mindestens 14 Jahre alt ist, darf sogar im Führerstand mitfahren und den Lokführern und Heizern auf die Finger schauen. Kinder zwischen 6

Gefällt Ihnen das?

Wenn Sie die historische Schmalspurbahn Rasender Roland lieben, dann sollten Sie auch das **Oldtimer Museum Rügen** (S. 41) in Prora besuchen.

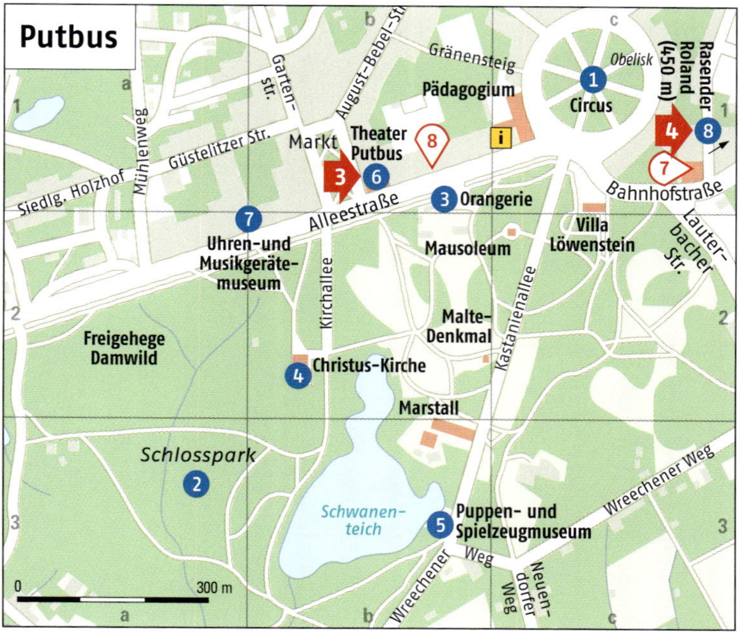

und 13 Jahren brauchen dafür die Begleitung eines Erwachsenen. Im Sommer fährt man im »Cabriowagen« oben ohne oder genießt im Buffetwagen kleine Snacks und kühle Getränke.
■ Bahnhofstr. 14, Putbus, www.ruegensche-baederbahn.de, Tickets ab 2,40 €, Kinder (6–13 Jahre) 1,20 €

Verkehrsmittel

Zwischen Bergen und Putbus verkehrt eine **Regionalbahn**, zwischen Putbus und Lauterbach bzw. Göhren die historische Schmalspurbahn **Rasender Roland**. **Busse der VVR** fahren über Garz nach Stralsund bzw. nach Bergen.

Parken

Parkplätze gibt es am Circus, am Markt und in der Alleestraße. Die Tageskarte kostet 4 €. Zwischen 8 und 18 Uhr sowie tagsüber 30 Min. lang kann das Auto kostenfrei abgestellt werden. Ein großer, kostenfreier Parkplatz befindet sich am Wreecher Weg sowie ein kleinerer am Ortsausgang Richtung Garz.

Restaurants

€€ | **Jägerhütte Putbus** In diesem Restaurant am Ortsausgang von Putbus in Richtung Garz kommen ausgezeichnete Wild- und Fischgerichte auf die rustikalen Holztische. ■ Alleestr. 33, Tel. 03 83 01/510, www.jaegerhuette-putbus.de, Plan S. 45 a2

€€ | **Nautilus** Das Restaurant Nautilus im Putbuser Ortsteil Neukamp ist nach dem Vorbild des U-Boots von Kapitän Nemo aus dem Roman »20 000 Meilen unter dem Meer« von Jules Verne entstanden. Und wie es sich für eine Unterwasserwelt gehört, gibt es hier auch echte Fische. ■ Neukamp 17, Tel. 03 83 01/8 30, www.ruegen-nautilus.de, tgl. ab 11.30 Uhr, Plan S. 45 südl. a3

Cafés

7 **Waffelschmiede** Wo zu Zeiten der DDR Filme über die Leinwand flimmerten, werden heute Waffeln geschmiedet. Die aus Solingen stammenden Inhaber haben sich in die Insel verliebt und ihren Traum von einer eigenen Waffelbäckerei umgesetzt. Ihre Leckereien sind inzwischen in aller Munde. ■ Bahnhofstr. 4, Tel. 03 83 01/ 88 44 88, www.bistro-cafe-waffelschmiede.eatbu.com, Plan S. 45 c1

Einkaufen

8 **Ein Tag am Meer** Kreativwerkstatt, die Unglaubliches aus Strandfunden herstellt: Schlüsselanhänger aus Treibgut, Ohrringe aus hölzernen Eisstäbchen, Uhren aus verrosteten Bierdeckeln, Bilder aus bunt bemalten Hölzchen. Ein echter Gute-Laune-Laden. ■ Alleestr. 7, Tel. 03 83 01/ 88 83 09, Mo–Fr 10–16 Uhr oder nach Vereinbarung, Do bis 18 Uhr, Plan S. 45 b2

Kinder

Haus »Kopf über« In der Lauterbacher Straße steht die Welt Kopf. Das Hausfundament zeigt in den Inselhimmel und dient gleichzeitig als Aussichtsplattform. Das Dach zeigt zum Boden. Ein guter Gleichgewichtssinn wird vorausgesetzt. ■ Lauterbacher Str. 10, www.pirateninsel-ruegen.de, Nov.–März tgl. 12–19, sonst 10–19 Uhr, 5,90 €, Kinder 2,90 €, Plan S. 45 östl. c3

Pirateninsel Rügen Der größte Hallenspielplatz der Insel mit Hüpfburg,

Elektrokarts, Trampolin und Fußballfeld befindet sich direkt neben dem Haus »Kopf über«. ■ Juni–Aug. tgl. 10–19, sonst Mo–Fr 13–19, Sa, So 10–19 Uhr, 4,10 €, Kinder 7,20 €, Plan S. 45 östl. c3

Events

Veranstaltungen im Schlosspark An einigen Tagen im Jahr wird der Schlosspark zur Spielstätte für Musiker und junge Künstler: **Putbus-Festspiele** nennt sich die Veranstaltung, die alljährlich im Frühjahr im Theater und im Schlosspark stattfindet. Der Förderverein Soroptimist Insel Rügen e.V. lädt im Sommer zu einem **Weißen Dinner** in den Park ein. Jedermann ist eingeladen. Weiße Kleidung ist Pflicht. Ein weiterer Höhepunkt stellt die **Lebens-Art** dar. An einem Wochenende im Juli können sich Besucher über neue Trends aus den Bereichen Haus und Garten sowie Lifestyle informieren.

In der Umgebung

Preußensäulen

| Denkmal |

Einige Hundert Meter südlich vom Wreechensee – von Neukamp über eine Birkenallee zu erreichen – steht direkt am Bodden eine 15 m hohe Preußensäule von 1854/55. Diese ließ der preußische König Friedrich Wilhelm IV. im Gedenken an die Vertreibungen der Schweden durch Kurfürst Friedrich Wilhelm (1678) errichten. Eine zweite Preußensäule erhebt sich an der Stresower Bucht, östlich von Lauterbach. Sie ist König Friedrich Wilhelm I. und der Landung preußischer und dänischer Truppen 1715 gewidmet. Die Figuren sind 3,40 m hoch und aus sächsischem Sandstein gefertigt.

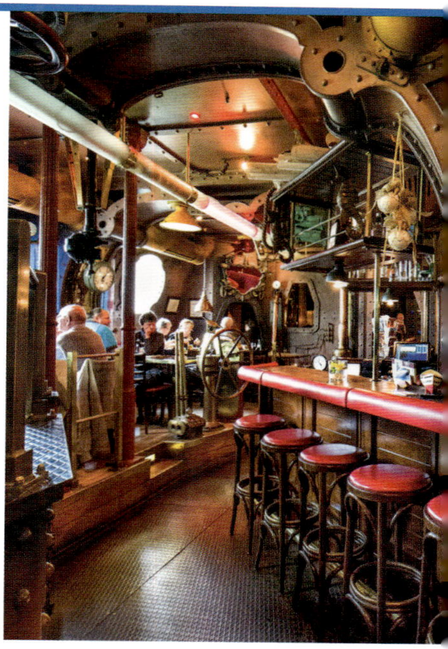

Auf den Spuren von Jules Verne: im Fischrestaurant Nautilus in Putbus

12 Lauterbach, Insel Vilm und Vilmnitz

Seglerdorado und eine urwüchsige Insel am Rügischen Bodden

Im Jahr 1816 eröffnete Wilhelm Malte I. zu Putbus (1783 – 1854) das erste Seebad der Insel, das Seebad Lauterbach-Neuendorf. Für Damen gab es am Neuendorfer Strand Badekarren, für Herren Leinwandzelte. In Putbus badete Mann wie Frau in großen Holzzubern in einem Baderaum. Das Wasser wurde per Pferdewagen angefahren. Besser hatte es da der Adel. Als das kleine Bad in der Stadt nicht mehr ausreichte, ließ Wilhelm Malte zu Putbus 1818 für sich und den Hochadel das Friedrich-Wilhelms-bad, benannt nach dem Preußenkönig Friedrich Wilhelm III., in Lauterbach er-

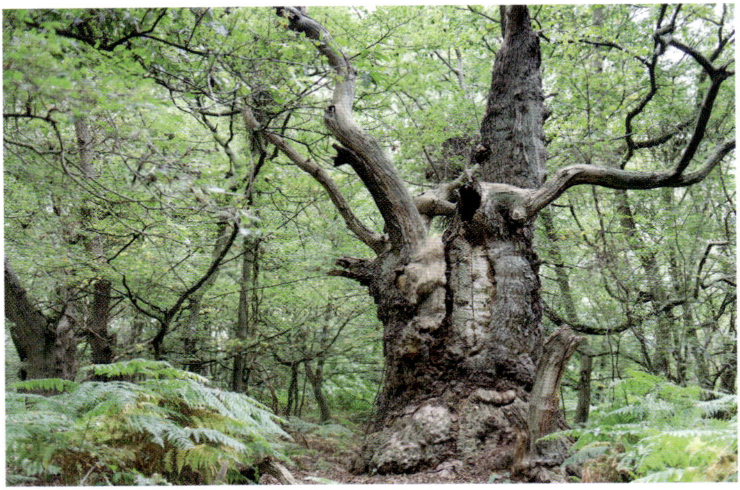

Die Insel Vilm, einst Feriendomizil von SED-Funktionären, heute Biosphärenreservat

richten. Zu den berühmten Gästen gehörten Otto von Bismarck, Alexander von Humboldt und Elizabeth von Arnim. Hinter dem Badehaus liegt das Naturschutzgebiet Goor mit seinem lichten Buchenwald und zauberhaften Wanderwegen – durch den Wald oder direkt am Hochufer entlang. Lauterbach besitzt einen hübschen Fischerei- und einen modernen Jachthafen.

Sehenswert

Insel Vilm

| Naturerlebnis |

Lauterbach vorgelagert erstreckt sich das schmale Eiland Vilm. 1959 ließ die SED auf der Insel elf rohrgedeckte Häuser errichten, die Parteifunktionären als Feriendomizile vorbehalten waren. Während dieser Zeit fehlte Vilm auf der für die Region erstellten Wanderkarte. Die Druckerei Putbus erhielt eine Anordnung »von oben«, die Insel von der Karte zu entfernen. Nach der Wende übernahm die Internationale Naturschutzakademie, eine Außenstelle des Bundesamtes für Naturschutz, die Anlage als Tagungsstätte. Seit 1990 gehört die Insel zur Kernzone des Biosphärenreservats Südost-Rügen.

Gruft in der Vilmnitzer Kirche

| Kirche |

2 km nordöstlich von Lauterbach befindet sich Vilmnitz. Die Gruft der Vilmnitzer Kirche, in der in den Jahren von 1637 bis 1860 Mitglieder der Fürstenfamilie zu Putbus beigesetzt wurden, birgt 27 reich verzierte Särge, darunter einen Sarg, in dem eine Glasscheibe eingebaut war. 2012 wurden bei der Sanierung der Gruft Knochenfunde im Fußboden entdeckt. Historiker vermuten, dass es hier bereits vor Anlegen der Gruft eine Begräbnisstätte des Fürstengeschlechts gab. Einmal jährlich zum Tag des offenen Denkmals können Besucher in die Gruft hinabsteigen und die Särge in Augenschein nehmen. Zum Ensemble der gotischen Backsteinkirche gehören auch das

Fachwerk-Pfarrhaus und der Friedhof. Im Frühjahr ist er von einem Schneeglöckchen-Teppich überzogen.
■ Alte Bäderstr. 2, Ostern–Okt. 10–17 Uhr, Schlüssel im Pastorat gegenüber

flz | Space in Lauterbach

| Kirche |

In einem historischen Backsteingebäude auf dem Gelände von flz | Stahl- und Metallbau Lauterbach sind Künstler eingeladen, eine ortsspezifische Installation vorzunehmen. Das behutsam sanierte Gebäude diente einst der Flachsverarbeitung. Bis heute sind die Esse und Teile der Schmiede erhalten.
■ Vilmnitzer Weg, Lauterbach, www.circus-eins.de, www.flz-lauterbach.de, Juli–Okt. tgl. 11–17 Uhr, Eintritt frei

Restaurants

€ | Räucherschiff Berta Authentischer als auf diesem Fischkutter kann man Fischbrötchen in Lauterbach nicht essen. Die Fischbrötchen der Küstenjungs sind preisgekrönt und machen garantiert jeden Seebären satt. Gegessen wird direkt auf dem Kutter an rustikalen Holztischen – umweht vom Räucherduft und einer leichten Brise. ■ Am Hafen 1, In der Saison tgl. ab 11 Uhr

Sport

Im Jaich Im Yachthafen von Till Jaich finden Wassersportbegeisterte garantiert das passende Fortbewegungsmittel für einen Törn auf dem Greifswalder Bodden. Wer kein eigenes Boot hat, mietet sich hier eines oder fährt auf einem Segelkutter mit. Vermietet werden auch Kajaks und Stand-up-Paddle-Boards. ■ Am Yachthafen 1, Lauterbach, www.im-jaich.de

Erlebnisse

Vilm Exkursion Die Insel Vilm ist ein zauberhaftes Eiland. Die Natur ist weitestgehend unberührt. Damit dies so bleibt, dürfen nur zweimal täglich maximal 30 Personen an Führungen über die Insel teilnehmen; dabei lernt man die Geschichte kennen und kann die urwüchsige Landschaft und Stille genießen. Mit etwas Glück sichtet man auch Robben. ■ Hafen Lauterbach, Fahrgastreederei Lenz, www.vilmexkursion.de, März–Okt., 18 €, Kinder 9 €

Im Blickpunkt

Naturparadies Vilm

Nach einer Sturmflut im Jahr 1304 hob sich vor Lauterbach Land in Form eines gestrandeten Wals aus dem aufgewühlten Meer, so erzählt es die Legende. Aber die Wissenschaft bewies, dass zumindest ein Teil der 94 ha großen Insel Vilm schon vor 6000 Jahren aus Resten eiszeitlicher Geschiebe entstanden ist. Bis ins 16. Jh. diente sie als Holzlieferant für das Festland. Seit dem 17. Jh. konnte der Wald mit seinen jahrhundertealten Eichen und Buchen ungestört gedeihen. Etwa 400 verschiedene Pflanzen- und Farnarten und hundert verschiedene Moos- und Flechtenarten werden heute hier gezählt.
Die unberührte Natur und die Stille zog in den vergangenen 200 Jahren mehr als 350 Maler an, unter ihnen Landschaftsmaler wie Caspar David Friedrich. 1936 wurde Vilm unter Naturschutz gestellt, um seinen einzigartigen Urwald zu erhalten.

ADAC Mittendrin

Langsam, aber sicher erobern die Robben ihren Lebensraum in der Ostsee zurück. 35 000 **Kegelrobben** haben sich nach Informationen des Deutschen Meeresmuseums Stralsund wieder angesiedelt. In den 1980er-Jahren waren es 2000. Als Gründe für den Rückgang geben die Wissenschaftler die Jagd auf die Tiere und Umweltgifte an. Dank verstärkter Schutzmaßnahmen kann man die Säuger wieder häufiger beobachten. Möglich wird dies z. B. auf **Robbentouren**, die die Reederei »Weiße Flotte« von Mai bis Oktober einmal wöchentlich anbietet. Bei diesen Fahrten, die ab dem Hafen Lauterbach und dem Bollwerk in Baabe (S. 54) stattfinden, werden Gäste zu Urlaubsrangern. Ein Biologe erzählt während des 2,5-stündigen Ausflugs Wissenswertes über die größten in Deutschland frei lebenden Raubtiere. Teilnehmer erleben die Robben in freier Natur und werden in das Monitoring einbezogen. An windstillen Tagen ist die Chance, Keggelrobben zu sehen, am größten. Fernglas nicht vergessen.
www.weisse-flotte.de, Ticketpreise unter Tel. 038 31/268 10 erfragen

13 Jagdschloss Granitz

Ein kunstvolles Märchenschloss im fürstlichen Jagdwald

Weithin sichtbar ist der Schlossturm des ab dem Jahr 1837 errichteten Jagdsitzes im Waldgebiet Granitz. 154 gusseiserne Treppenstufen führen auf eine 145 m über den Meeresspiegel liegende Aussichtsplattform. Wahrlich nichts für schwache Nerven. Denn die Stufen sind freischwebend an der Innenwand des 38 m hohen Turms befestigt und lassen tief blicken. Das Schloss mit seinen kunstvoll ausgestatteten Räumen ließ Fürst Wilhelm Malte I. errichten. Kaiser, Könige und Fürsten gehörten einst zu seinen Gästen. Heute gehört das Schloss zu den meistbesuchten Museen im Land. In der Alten Brennerei und im Waldbiergarten können sich Gäste nach einer Schlossbesichtigung stärken. Für Kinder gibt es einen schönen Waldspielplatz. Wohltuend ist ein Spaziergang durch die Granitz in Richtung Sellin zum sagenumwobenen Schwarzen See.

P Parken

Eine direkte Zufahrt zum Jagdschloss gibt es für nicht. Entweder man nutzt den **Jagdschlossexpress** oder lässt das Auto auf dem **Parkplatz Binz-Ost** in der Bahnhofstr. 49 oder in **Süllitz** stehen und wandert dann. Wer mit dem Rasenden Roland anreist, kann am Haltepunkt Jagdschloss aussteigen.

14 Lancken-Granitz und Having

Romantische Dörfer und Großsteingräber in reizvoller Landschaft

Lancken-Granitz ist ein »steinreicher« Ort an der B 196 in Richtung Sellin. Der Sockel der Dorfkirche aus dem 15. Jh. besteht aus Findlingen. Hinter den Backsteinmauern sind Wandmalereien, Chorgestühl und ein hölzernes Kruzifix aus dem frühen 16. Jh. zu bestaunen. Nur einen Steinwurf entfernt befinden sich eindrucksvolle Hünen-

und Hügelgräber. Von Lancken-Granitz lohnt sich ein Spaziergang zu den romantischen Dörfern Seedorf, Moritzdorf, Altensien und Neuensien. Sie liegen idyllisch an der Bucht Having, am Neuensiener und am Selliner See.

Sehenswert

Gräberfeld

| Großsteingräber |

Südwestlich des Ortes befindet sich eine Gruppe jungsteinzeitlicher Hünen- und Hügelgräber. Einige verbergen sich in Bauminseln auf den Feldern. Zu den eindrucksvollsten dieser aus riesigen Steinblöcken errichteten Großsteingräber auf der Insel zählen auch die sog. Ziegensteine am Küstenweg nach Groß Stresow.

Restaurants

€€ | **Restaurant Hotel Moritzdorf** Im idyllischen Moritzdorf bietet dieses Ausflugsziel eine große Auswahl an Fischgerichten und eine fantastische Aussicht. ■ Moritzdorf 15, Tel. 038303/186, www.hotel-moritzdorf.com, tgl. ab 12 Uhr, Nov.–Weihnachten geschl.

ADAC Mobil

Zwischen Moritzdorf und dem Baaber Bollwerk (S. 54) verkehrt ganzjährig eine muskelbetriebene **Ruderfähre** und nimmt auch Fahrräder mit an Bord. Wenn der Fährmann nicht zu sehen ist: einfach an der Glocke läuten und »Fährmann, hol över!« rufen.

Einkaufen

De Seedörper Die Fischhandlung befindet sich direkt am Neuensiener See. Hier wird ganz traditionell über dem offenen Holzfeuer in speziellen »Altonaer Öfen« geräuchert. ■ Am Seglerhafen in Seedorf, Tel. 038303/87974, in der Saison tgl. geöffnet

Im Waldgebiet Granitz ragt weithin sichtbar das gleichnamige Märchenschloss auf

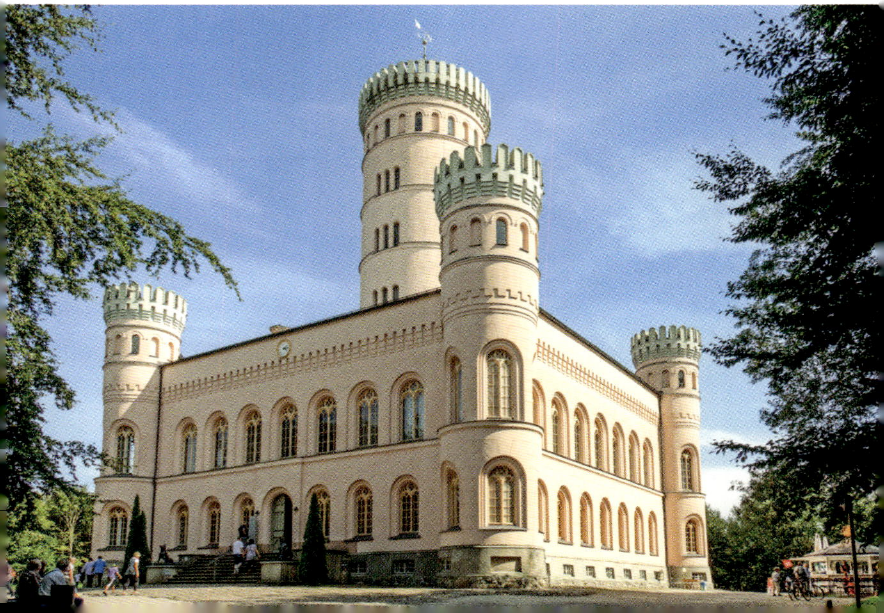

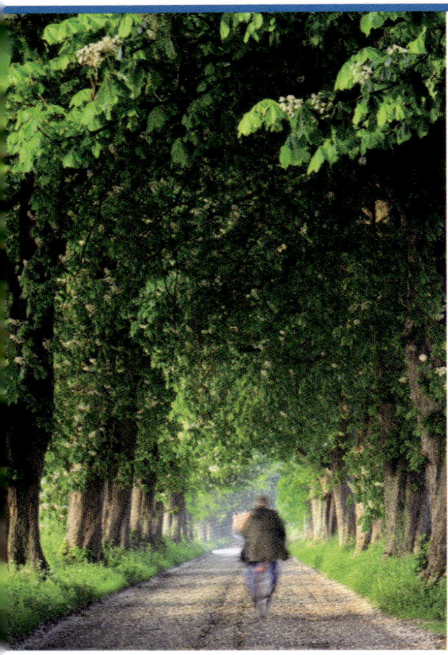

Wunderbar schattig an heißen Tagen: Kastanienallee bei Lancken-Granitz

15 Ostseebad Sellin

Traditionsreicher Urlaubsort mit Traumschloss über dem Meer

Information

■ Kurverwaltung, Warmbadstr. 4, 18586 Sellin, Tel. 03 83 03/160, Info-Point, Seeparkpromenade 1, Tel. 03 83 03/162 22, www.ostseebad-sellin.de, Mai–Sept. Mo–Fr 8.30–18, Sa, So 10–14, Okt.–April Mo–Fr bis 16.30 Uhr, Info-Point: Mai, Juni, Sept., Okt. tgl. 9–17, Juli, Aug. tgl. 9–18, Nov.–April Mo–Fr 9–17, Sa, So 10–14 Uhr

Wandern, Sonnenbaden und Bummeln. Das 14,4 km^2 große Ostseebad vereint schönsten Küstenwald, steinfreien Strand, sanftes Hügelland und weiße Villen. Die Wilhelmstraße mit ihren teils denkmalgeschützten Häusern lädt zum Flanieren ein. Hier reihen sich Hotels, Cafés, Restaurants und Geschäfte aneinander. Die Seebrücke mit ihrem schmucken Brückenhaus ist ein Wahrzeichen der Insel. Südstrand, Nordstrand, Selliner See und Schwarzer See – das Wasser hat man in Sellin fast immer im Blick. Wen wundert es da, dass Sellin auf Platz 779 der meistfotografierten Orte der Welt liegt.

Sehenswert

Seebrücke

| Architektur |

5 *Prachtvolles Traumschloss mit Restaurant über dem Meer*

Rügens schönste Seebrücke: Das weiße Brückenhaus gleicht einem Traumschloss über dem Meer. Hier gibt es leckerstes Eis, Kuchen und Torten sowie Fischgerichte. Im schmucken Balticsaal mit bestem Blick auf die Ostsee wird geheiratet. Am Ende der 394 m langen Brücke legen Fahrgastschiffe an. Eine Tauchglocke am Brückenkopf gibt Einblicke in Sellins Unterwasserwelt. Hundebesitzer finden links von der Seebrücke einen traumhaften Hundestrand – sogar mit Strandkörben. 85 Stufen führen zum Hauptstrand und zur Seebrücke hinunter. Wer nicht laufen mag, nimmt den Fahrstuhl. Abends ist die Seebrücke wunderbar beleuchtet. Rügens Schönste eben.

■ Nordstrand

Seefahrerhaus

| Museum |

In einem reetgedeckten Neubau an der B 196 befindet sich das Ortsarchiv mit einer umfangreichen Sammlung historischer Dokumente. Gezeigt wird im Erdgeschoss u. a. eine Kopie des 2018

in Schaprode gefundenen Silberschatzes von Dänenkönig Harald Blauzahn. Im Obergeschoss sind Fossilien, die Arbeitsgeräte der Fischer und Bauern sowie Gemälde und Einrichtungsgegenstände zu sehen. Ein kleines, liebevoll eingerichtetes Museum.
■ Seestr. 17 b, www.ostseebad-sellin.de/museum-seefahrerhaus, Di 10–16, Mi 12–16, Do–So 10–16 Uhr

Parken

An der B 196 in Richtung Baabe gibt es einen **Großparkplatz**. Wer nah an der Seebrücke parken möchte, kann sein Fahrzeug an der Kurverwaltung in der Warmbadstraße abstellen. Alle Parkplätze sind kostenpflichtig (etwa 1 €/Std., 30 Min. kostenfrei).

Restaurants

€ | **Glückswinkel** Ein Selbstbedienungslokal mit exzellenter Frisch-Fisch-Küche in bester Lage. ■ Warmbadstr. 2, Tel. 038303/87311, www.pension-glueckswinkel.de, Frühjahr bis Herbst und über den Jahreswechsel, ab 12 Uhr

€€ | **Restaurant Minerva** Ein kleiner, uriger Gasthof abseits vom Trubel. Freddis Puffer sind legendär. Diese verkauft er auch aus seinem dreirädrigen Rollermobil heraus auf Märkten. Doch auch Fisch- und Fleischesser kommen hier auf ihre Kosten. ■ Granitzer Str. 4, Tel. 038303/86634, www.gasthof-minerva.de, April–Nov. tgl. ab 17 Uhr

€€ | **Weinwirtschaft** Stilvolles Restaurant am Hochufer mit großer Auswahl an Weinen und Cocktails. Es gibt einheimische Spezialitäten und Fischgerichte. Hier lässt es sich auch abends gut verweilen. ■ Wilhelmstr. 24, Tel. 038303/493190, www.weinwirtschaft-sellin.de, Di–Fr 14–21, Sa, So, Fei 12–21 Uhr

ADAC Spartipp

Wer in Sellin Urlaub macht, kann sein Auto getrost stehen lassen. Gäste dürfen mit der **Kurkarte** kostenfrei die Bäderbahn, den Ortsbus nach Seedorf, Moritzdorf, Altensien und Neuensien sowie den Linienbus über die Halbinsel Mönchgut nutzen.

ADAC Wussten Sie schon?

Bereits Albert Einstein erholte sich in Sellin. Ob es an den heilsamen Kräften liegt? Wissenschaftler haben erkannt, dass die **Energieströme** auf dem bewaldeten Friedensberg im Ortskern besonders stark sind. Schon die alten Germanen hielten hier Gericht. Auf zwei Ebenen können Besucher heute den mit Schildern markierten Kräften selbst nachspüren. Wer Muskelkraft und Geschicklichkeit testen möchte, der ist auf dem Trimm-dich-Pfad richtig.

Cafés

9 **Kolonial-Stübchen** Das beste Frühstück von Sellin in gemütlicher Atmosphäre. Schinken, Wurst und Käse kommen aus Spanien, Italien und Frankreich; Kaffee und die mehr als 100 Teesorten aus weltweit führenden Anbaugebieten; die Brötchen vom hiesigen Treppenbäcker. Hier bedienen die Chefs persönlich. ■ August-Bebel-Str. 5, Tel. 038303/958029, www.kolonialstuebchen.de, Di–So 9–18 Uhr, im Winter eingeschränkte Öffnungszeiten, eine Reservierung ist ratsam

Kinder

In der oberen August-Bebel-Straße gibt es einen **Spielplatz**, auch für sehr kleine Kinder. Bei »Schietwetter« geht es ab ins **AHOI! Erlebnisbad** mit Rutsche und Saunalandschaft im Seepark, in die **Tauchgondel** auf der Seebrücke oder ins **Bernsteinmuseum** in der Granitzer Str./Ecke Wilhelmstr. Von Dezember bis Februar ist im Seepark eine 550 m^2 große **Eisbahn** aufgebaut (Tageskarte 7 €, Kinder bis 14 J. 4 €).

16 Ostseebad Baabe

Kleines Ostseebad mit Traumstrand und muskelbetriebener Fähre

Information

■ Kurverwaltung Baabe, Am Kurpark 9, im Haus des Gastes, 18586 Baabe, Tel. 03 83 03/14 20, www.baabe.de, Sommer tgl. 9–18 Uhr, Winter eingeschränkte Öffnungszeiten, Info-Pavillon auf der Strandstr. Sommer tgl. 9–14 Uhr

Vom Fischerort zum Badeort: Schon der deutsch-amerikanische Karikaturist, Maler und Grafiker Lyonel Feininger (1871–1956) liebte das besondere Licht und die Küstenlinie auf der Halbinsel Mönchgut und startete seine Touren u. a. von Baabe aus. Er hinterließ wunderbare Zeichnungen von Strand, Meer, Schiffen und Mühlen. Noch heute kann man viele Motive im Original bestaunen: die Hütten am Fischerstrand, die Fischerboote und das Strandleben. Der Strand ist breit und feinsandig. Die Strandstraße ist die »Laufmeile« von Baabe – umsäumt von einem Tunnel aus Linden. Hier befinden sich Hotels, Restaurants und Geschäfte. Lohnenswert ist ein Spaziergang entlang der Strandpromenade nach Sellin oder Göhren – begleitet vom verlässlichen Wellenrauschen und Möwenkreischen. Vom Baaber Bollwerk am südwestlichen Ortsrand verkehren Ausflugsboote. Eine Ruderfähre bringt Spaziergänger und Radfahrer mit 25 bis 40 Ruderschlägen nach Moritzdorf (S. 51). Wer sich für die Geschichte der Fischerei interessiert, kann dem kleinen Küstenfischermuseum in der Bollwerkstraße einen Besuch abstatten (Eintritt frei).

Verkehrsmittel

»Uns Lütt Bahn« pendelt in der Saison und über den Jahreswechsel zwischen dem Haus des Gastes und dem Bollwerk hin und her. Die grüne Bahn besitzt Elektroantrieb. Schließlich ist Baabe allergikerfreundliche Gemeinde. Wer eine Kurkarte besitzt, fährt gratis und darf auch die Selliner Bahn nutzen.

Restaurants

€ | Fischimbiss Zum Seeräuber Hier stimmen Preis und Leistung. Ein uriger Fischimbiss mit kleinem Gastraum und Terrasse. Die Ostsee rauscht gleich hinter der Düne. ■ Am Fischerstrand, Tel. 03 83 03/868 60, nur in der Saison

(10) **€€ | Inselparadies** Vom Architekten Ulrich Müther (1934–2007) aus Binz entworfen, birgt der Schalenbau an der Strandpromenade eine Strandbar und ein Restaurant. Die Architektur ist außergewöhnlich, und von allen Seiten genießt man einen tollen Meerblick. ■ Am Inselparadies, Tel. 03 83 03/49 31 44, www.inselparadies-baabe.de, tgl. ab 8 Uhr, im Winter eingeschränkte Öffnungszeiten

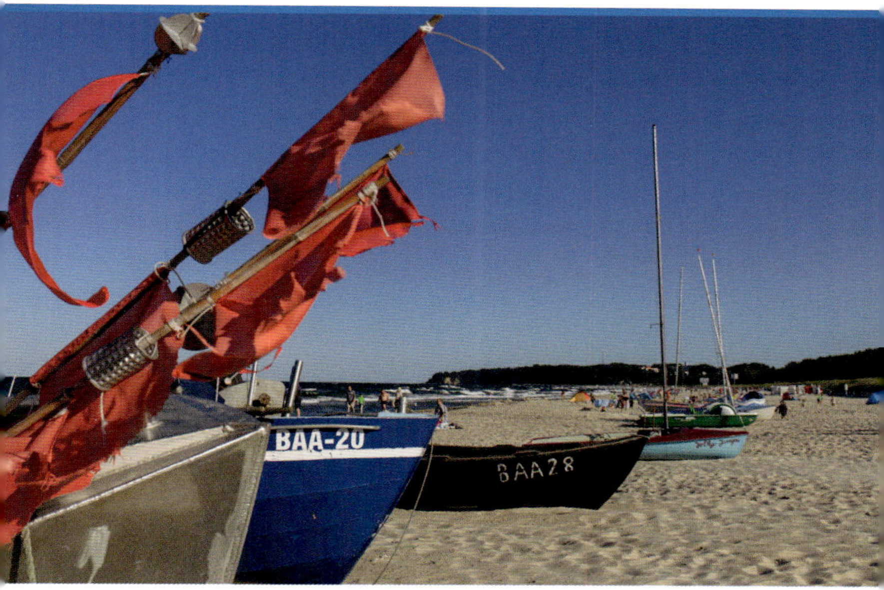

Hauptanziehungspunkt im Ostseebad Baabe ist der weitläufige Sandstrand

€€ | **Zum Fischer** In dem einfachen, von einer Fischerfamilie geführten Lokal kommt Fisch in allen Variationen auf den Tisch. Natürlich selbst gefangen. ■ Bollwerkstr. 6, Tel. 038303/86428, www.zumfischer.de, Do–So ab 12 Uhr

Cafés

Café Klatsch Köstliche Kuchen und eine große Auswahl an Tees – im Café Klatsch neben dem Haus des Gastes verbringt man genussvolle Stunden. Sehr zu empfehlen: die Bernsteintorte oder warmer Zuckerkuchen. ■ Am Kurpark 2, Tel. 0172/3027058, www.baabe-cafeklatsch.de, März–Okt. sowie über den Jahreswechsel Mi–So ab 12 Uhr

Bühne

Kabarett-Theater Lachmöwe Ein kleines Theater im Strandhotel mit satirischen Programmen. Die liebenswerten Kabarettisten managen auch Theaterkasse, Bar und Bühne. ■ Strandstr. 24–28, www.kabarett-theater-lachmöwe.de, Vorstellungen Ostern–Okt. und über den Jahreswechsel (tgl. 20 Uhr)

In der Umgebung

Herzogsgrab

| Hünengrab |

In der Baaber Heide Richtung Göhren, ca. 800 m westlich vom Abzweig nach Middelhagen, liegt ein etwa 4500 Jahre altes Hünengrab, dessen Kammer von neuen Findlingen umgeben ist. In den 1920er-Jahren von dem aus Alt Reddevitz stammenden Heimatforscher Fritz Worm entdeckt, förderte eine anschließende Untersuchung durch die Universität Greifswald Knochenreste von 30 bis 40 Toten sowie zahlreiche Tongefäße, Steinbeile, Pfeilspitzen und Bernsteinschmuck zutage.

■ An der B196, frei zugängl.

17 Ostseebad Göhren

Beliebter Badeort mit zwei Stränden und sehenswerten Museen

Information

■ Kurverwaltung Göhren, Poststr. 9, 18586 Göhren, Tel. 03 83 08/667 90, www.goehren-ruegen.de, Sommer Mo–Fr 9–18, Sa 10–15, sonst Mo, Mi–Fr 9–17, Di 9–18, Sa 10–15 Uhr

Göhren ist der größte Ort auf der Halbinsel Mönchgut. Der einstige Fischer- und Lotsenort, der sich seit 1878 Ostseebad nennt, bietet eine perfekte Mischung aus Badeleben, Naturtourismus, Kultur und Tradition. Der Nordstrand punktet mit schönstem Sand, einer 280 m langen Seebrücke und dem größten Findling an der deutschen Ostseeküste. Ruhiger geht es am urwüchsigen Südstrand zu. Die Landzunge Nordperd ist ein wunderbares Wandergebiet und bietet schönsten Blick auf die weite See. Auf der Strandpromenade und dem Kurpark mit seiner Konzertmuschel ist Zuschauen und Mitmachen angesagt. Im Ort selbst sind Villen mit verspielter Bäderarchitektur zu bewundern. In Museen wird die Geschichte der Region erlebbar. Hier beginnt das Schienennetz der Schmalspurbahn Rasender Roland in Richtung Putbus.

Sehenswert

Bernsteinpromenade

| Flaniermeile |

Am Nordstrand erstreckt sich die breite Strandpromenade mit Kurplatz und Musikpavillon, Seebrücke, Abenteuerspielplatz, Themengärten, Brunnenanlage und Kneippgarten. Zum Jahreswechsel wird hier Strandkorbsilvester gefeiert, Ende August und Anfang September tragen dann Wikinger ihre Kämpfe aus (Eintritt frei). Die Promenade wurde zur Internationalen Garten Ausstellung (IGA) 2003 neu gestaltet.

Buskam

| Findling |

Der Überlieferung nach sollen auf dem schwersten Findling an der Ostseeküste mit ca. 550 t Gewicht Hochzeitspaare ihre Hochzeitsnacht verbracht haben. Auf diese Weise sollte der Nachwuchs

Im Blickpunkt

Schüttel de Büx

So lautet der Name eines traditionellen Volkstanzes, der noch heute bei Festen und Feiern aufgeführt wird. Da die Fischer früher weite, rockähnliche Hosen trugen, die verhinderten, dass beim Fischen Wasser in die Stiefel drang, wurde der Tanz »Schüttel de Büx« (übersetzt »Schüttel die Hose«) genannt. Die Mönchguter Trachtengruppe führt die Tradition heute fort. Gefeiert wurde in der Region früher groß und zünftig. Vor mehr als 100 Jahren wurden bei einer Hochzeit in einer Gagerer Clubgaststätte u. a. ein Fettschwein, zwei Hammel, eine Kuh und 108 l Kornbranntwein vertilgt. Oft kam das ganze Dorf zusammen. Da wurden auch die Büxen kräftig geschüttelt.

gesichert sein. Der rund 300 m vom Nordstrand entfernte steinerne Riese ist nur schwer mit dem Boot erreichbar. Um ihn herum befinden sich dicht unter der Wasseroberfläche weitere Steine. Seit 2020 trägt der Stein das Prädikat »Nationales Geotop«.

Nordperd

| Naturerlebnis |

Die bewaldete Landzunge, Teil des Biosphärenreservates Südost-Rügen und des Naturschutzgebietes Mönchgut, ragt tief in die Ostsee hinein und ist Rügens östlichster Zipfel. Der Blick vom Kliff reicht bis nach Usedom und zur Greifswalder Oie. Wer das Norperd umrundet, braucht etwa zwei bis zweieinhalb Stunden. Mit etwas Glück findet man am Strand – am Strandhaus 1 vorbei (S. 57) – Bernstein.

Verkehrsmittel

Wer eine Göhrener Kurkarte oder eine Kurkarte umliegender Orte und Ortsteile hat, fährt gratis mit dem **Ortsbus** »BUSkam«. Die Kleinbahn **Rasender Roland** dampft ganzjährig in Richtung Putbus. **Busse** der VVR fahren über Mönchgut und in Richtung Inselmitte. **Fahrgastschiffe** steuern in der Saison die Seebäder Sellin und Binz oder weiter Sassnitz und die Kreideküste. an

Parken

Einen **kostenfreien Parkplatz** gibt es in der Gerhart-Hauptmann-Straße an der Nordperdhalle. Kostenpflichtige Parkplätze stehen in der Bahnhofstraße am Bahnhof, in der Strandstraße und hinter der Bernsteinpromenade (Zufahrt über »Kegelbahn«) zur Verfügung. Im Zentrum gibt es gekennzeichnete Parkplätze. Ein Parkhaus steht am Kleinbahnhof zur Verfügung.

ADAC Wussten Sie schon?

Auf der Halbinsel Mönchgut gibt es sieben **Museen**, die sich mit der Geschichte der Region beschäftigen. In Göhren befinden sich vier davon. Das Rookhus mit seinem Rohrdach (Thiessower Str. 7) ist das älteste Museum. Erbaut wurde das niederdeutsche Hallenhaus um 1700. Das Heimatmuseum (Strandstr. 1) zeigt Wechselausstellungen. Das Museumschiff »Luise« liegt am Südstrand auf dem Trockenen. In der Strandstraße wurde ein Gehöft von 1547 zum Museum umfunktioniert.

Restaurants

€ | Tafelwerk Speiselokal Axel Kuhfeldt und seine Partnerin verwöhnen Gäste mit Produkten von der Wiese, vom Feld und aus dem Wasser. Und das zu günstigen Preisen. ■ Waldstraße 13, Tel. 038308/326000, www.tafelwerk-goehren.de, Mo–Sa 9–19 Uhr

€€ | Kapitänsklause Uriges Restaurant mit kleiner Speisekarte. Essen und Ambiente sind jeden Cent wert, der Service ist erstklassig. ■ Lindenstr. 1, Tel. 0151/25251955, Do–Mo ab 18 Uhr

Einkaufen

Villa mit Sonnenhof Gewürzmischungen, Blüten- Essenzen und Kräuter von Küchenmeister und Buchautor Peter Knobloch. Ein kleiner, feiner Laden mit Spitzenprodukten aus Knoblochs Kräuterküche. ■ Friedrichstr. 8, www.villa-mit-sonnenhof.de, Di–Sa 10–17 Uhr

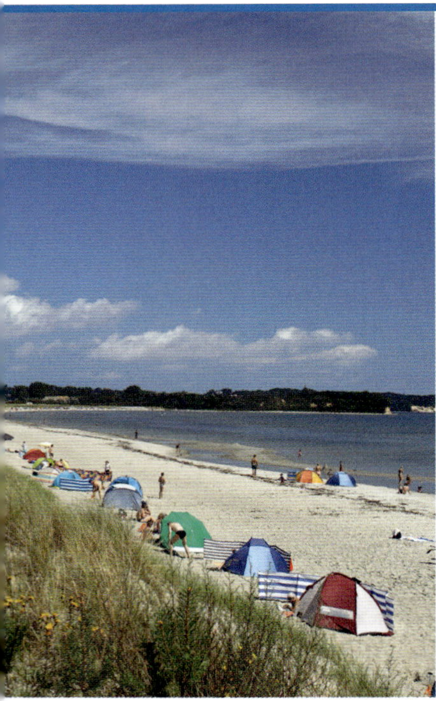

Ausgezeichnet mit dem Umweltzeichen »Blaue Flagge«: der Strand bei Göhren

Kneipen, Bars und Clubs

Milchbock Eine moderne Bar-Lounge: Außen unscheinbar, doch drinnen überzeugen Ambiente, Qualität der angebotenen Cocktails sowie das freundliche Personal. Einfach reingehen und sich überzeugen. ■ Strandstr. 12, Tel. 03 83 08/17 90 90, tgl. 19–1 Uhr

Kinos

Waldkino Im Jahr 1972 in Leichtbauweise errichtet, besticht dieses Kino durch seinen DDR-Charme. Von Mai bis September werden täglich drei Filme gezeigt. Das Programm wechselt wöchentlich. ■ Im Regenbogencamp, Am Kleinbahnhof 1

Erlebnisse

Bowlingbahn Bowlen auf drei Bahnen, und wenn der kleine Hunger kommt, kann auch geschlemmt werden. Das Pommernstübchen besteht aus Bowlingbahn und Restaurant. ■ Am Nordstrand 1, Tel. 03 83 08/910 86, Ostern–Okt. Mi–Mo 11.30–21.30 Uhr, in der Nebensaison eingeschränkte Öffnungszeiten, Mo, Mi, Do 12 €/Std., Fr–So 14 €/Std.

Dünengolf Minigolf war gestern. Heute ist Abenteuer-Golf angesagt. In dieser Anlage rollt der Ball auf 10 bis 16 m großen Spielbahnen an der Seebrücke Sellin, den Kreidefelsen und Rügener Kleinbahnhöfen vorbei. ■ Nordstrand 4, links neben der Seebrücke, www.golf-goehren.de, Ende März–Ende Okt. tgl. 10–18 Uhr, 6 €, Kinder 5 €

18 Middelhagen

Zentrum des Mönchguts, umgeben von Rohrdachdörfern und seichten Buchten

Information

■ Kurverwaltung Mönchgut, Dorfstr. 4, 18586 Middelhagen, Tel. 03 83 08/21 53, April–Okt. Mo–Fr 9–15, Mai–Sept. Mo–Sa 9–12, 13–18, So 10–14 Uhr

In dem 500-Seelen-Ort geraten Romantiker ins Schwärmen. Ein Spaziergang entlang der Dorfstraße mit der Kirche St. Katharina, den reetgedeckten Häusern und gemütlichen Cafés, dem bezaubernden Blick auf die Hagensche Wiek und die Zickerschen Berge kommt einer Zeitreise gleich. Hier findet der Geist Ruhe. Vom Zentrum aus ist es kaum 1 km bis ans Ufer der weit ins Land hineinreichenden Hagenschen Wiek. Dort schließen sich die Ortsteile Kleinhagen, Mariendorf und Alt Reddevitz an, uralte Siedlungen des Mönchguts mit hübschen Häusern inmitten liebevoll angelegter, bunter Bauerngärten.

Sehenswert

Schulmuseum

| Museum |

Besucher betreten das Gebäude dienstags und mittwochs am besten mit geputzten Schuhen und sauberen Fingernägeln. Sonst könnte es passieren, dass »Fräulein Lehrerin« ihren Rohrstock tanzen lässt. Das 1825 erbaute Schulhaus beherbergte für ungefähr 150 Jahre die einklassige Dorfschule, bevor es 1986 schließlich zum Schulmuseum umfunktioniert wurde.

■ Dorfstr. 4, www.middelhagen.de/schulmuseum, April, Mai, Sept., Okt. Di–So 10–16 (histor. Schulstunde Mi 10 Uhr), Juni–Aug. Di–So 10–17 (histor. Schulstunde Di, Mi 10 Uhr), 3 €, Kinder 1,50 €

Restaurants

€€ | **Zur Linde** Uriger Gasthof im belebten Zentrum von Middelhagen mit regionaler Küche, Rösterei und Brauerei. ■ Dorfstr. 20, Tel. 038308/5540, www.zur-linde-ruegen.de, Schließzeiten Ende Nov.–Ende Dez., Jan.

€€–€€€ | **Am Wasser** Gemütliches Restaurant am Ufer der Hagenschen Wiek mit bestem Blick auf das Achterwasser und Port Gager. Die Atmosphäre ist entspannt, das Essen lecker und liebevoll angerichtet. ■ Alt Reddevitz 25, Tel. 038308/669515, www.restaurant-am-wasser.de, tgl. ab 11.30 Uhr

€€€ | **Kliesows Reuse** In der rustikal eingerichteten Scheune eines Bauernhofs kommen Fisch und traditionelle Gerichte nach Mönchguter Art auf den Tisch. ■ Dorfstr. 23, Alt Reddevitz, www.kliesows-reuse.de, Mi–Mo ab 12 Uhr

Cafés

Gartencafé Hier setzt man sich sehr gerne fest. Kleines Gartencafé im Grünen. Da dürfen Kinder auch mal lauter sein. ■ Dorfstr. 36, Tel. 0172/3127393

Moccavino Das kleine Café am Naturstrand von Alt Reddevitz bietet besten Blick auf die Zickerschen Berge und beglückt mit süßen Köstlichkeiten. Die Torten sind eine Wucht. ■ Alt Reddevitz 18 a, Tel. 038308/66336, www.moccavino.com, nur im Sommer Do–Mo ab 11 Uhr

Einkaufen

Hofmanufaktur Rügen Im Dörpshop sind Produkte aus der Alt Reddevitzer Hofmanufaktur erhältlich: Fruchtaufstriche, Sirup, aber auch Dinge des täglichen Bedarfs. ■ Alt Reddevitz, www.hofmanufaktur-ruegen.de, in der Nebensaison nach Absprache

Mönchgut-Keramik Traditionell gefertigte Keramik und Kunstwerke aus Holz und Glas von einer liebenswert kreativen Familie. ■ Dorfstr. 18 b

Mönchguter Strandburg Kleines, familiengeführtes Unternehmen, das feine Obst- und Kornbrände herstellt. Die »Selbstgebrannten« gibt es im Hofladen in verschiedenen Flaschenformen und Abfüllgrößen. Besonders begehrt: der Whisky »Pommerscher Greif«. ■ Zur Strandburg, Alt Reddevitz Nr. 36 (Höft), www.hofbrennerei-strandburg.de, So, Mo geschl., im Winter eingeschränkte Öffnungszeiten, mit Café

Naturparadies Teutenberg Jahrhundertealte Obstanlage auf dem Reddevitzer Höft. Gründer Felix Alander versorgte schon die Sommerfrischler von Sellin mit Obst von diesem reizvollen Fleckchen. Im kleinen Hofladen in Traumlage gibt es Bio-Apfelsaft, Weinbrand und frisches Obst. ■ Alt Reddevitz 35, www.naturparadies.info

Wandern

Reddevitzer Höft Westlich von Alt Reddevitz führt ein Weg zu dem imposanten Kliff Reddevitzer Höft. An der Spitze der meerumspülten Landzunge, die sich 4 km in den Greifswalder Bodden hinein erstreckt, bieten sich reizvolle Blicke auf die Having, die Hagensche Wiek und das Mönchgut.

19 Lobbe und Zickersches Höft

Das südliche Mönchgut – eine Oase der Ruhe abseits der großen Badeorte

Information

■ Touristinfo Gager, Zum Höft 15 a, 18586 Gager, Tel. 03 83 08/82 10, www.mein-moenchgut.de, Mai–Sept. Mo–Fr 9–12, 13–18, Okt.–April Mo–Fr 9–15 Uhr

Feinster Sandstrand, schönstes Ostseewasser, kilometerlange, gut ausgebaute Radwege und empfehlenswerte Fischlokale – wer davon nicht genug bekommen kann, ist in Lobbe richtig. Das Kliff am Lobber Ort bildet die Grenze zwischen dem Südstrand von Göhren und dem Großen Strand, der bis nach Thiessow reicht. Ungefähr 2 km südlich von Lobbe zweigt in westlicher Richtung die Straße zum Zickerschen Höft mit den Zicker Bergen ab. An deren Nordufer befindet sich Gager, am Südufer liegt Groß Zicker. Dazwischen ragt der 66 m hohe bewaldete Bakenberg in die Höhe. Die beiden Orte mit ihren kleinen Fischereihäfen, reetgedeckten Häusern und Dreiseitenhöfen sind ausgesprochen zauberhaft.

Sehenswert

Groß Zicker mit dem Pfarrwitwenhaus

| Ortsbild |

11 *Blühende Gärten und schmucke Reetdachhäuser am »Alpenrand«*

Ein wunderbarer Ort: Entlang der gepflasterten Dorfstraße befinden sich romantische und liebevoll gepflegte Häuser, reetgedeckt, mit farbigen alten Holztüren und bunten Blumengärten. Ganz besonders sehenswert sind die Backsteinkirche mit ihren bunten Glasscheiben und der kunstvollen barocken Schnitzkanzel sowie das Pfarrwitwenhaus von 1720, ein niederdeutsches Hallenhaus ohne Schornstein und eines der ältesten Rauchhäuser der Insel. Früher war das weiß getünchte, reetgedeckte Pfarrwitwenhaus mit dem prächtigen, farbenfrohen Blumengarten das Zuhause von mittellosen Witwen der Dorfpfarrer, heute wird es als Begegnungsstätte, Museum und Galerie genutzt.

■ Boddenstr. 35

Zickersche Alpen

| Landschaft |

Die westliche Hälfte der Halbinsel Zickersches Höft gehört zur Kernzone des Biosphärenreservats Südost-Rügen. Die grasbewachsenen und weit geschwungenen Hügel mit seltenen Pflanzenarten werden auch Zickersche Alpen genannt. Die Steilküste mit Weißdorn, Ebereschen und Wildbirnen bildet eine harmonische Landschaft.

Auf dem Steilküstenweg ist wegen der sandigen Auf- und Abstiege festes Schuhwerk unabdingbar. Der breite Weststrand ist am besten von Groß Zicker aus zu erreichen: Die Dorfstraße verlängert sich schließlich zu einem Wanderweg, der nach etwa 2 km in ein Kerbtal am sogenannten Nonnenloch zum Strand führt. Zwischen den grünen Hügeln recken Schafe ihre schwarzen Köpfe hervor. Die robusten Rauhwoller kommen gut mit dem mageren Trockenrasen hier aus.

Restaurants

€ | **Fischräucherei Dumrath** Fischbrötchen in hervorragender Qualität, sehr guter Service und liebevoll eingerichteter Innenhof. ■ Boddenstr. 25, Groß Zicker, Tel. 038308/340880

€€ | **Zum Anker** Auf den Tisch kommt eine gutbürgerliche Küche. Der Fisch stammt größtenteils von den hiesigen Fischern. ■ Zum Höft 13, Gager, Tel. 038303/8241, www.zum-anker-ruegen.de, Di–So 11–14.30 und ab 17 Uhr

€€ | **Zum Walfisch** Urgemütlicher Gasthof mit schmucken Kachelöfen und maritimen Bildern, mittlerweile in vierter Generation. Hier ist richtig, wer die traditionelle Mönchguter Küche kennenlernen möchte. ■ Lobbe 32, Middelhagen, Tel. 038308/25467, www.walfisch-rügen.de, tgl. ab 11.30 Uhr

€€–€€€ | **Taun Hövt** Am Fuße der Zicker Berge liegt diese gemütliche Gaststätte. Verarbeitet wird, was bei den Fischern der umliegenden Orte ins Netz geht. Dazu gibt es feinste Tropfen aus der benachbarten Hofbrennerei »Zur Strandburg«. ■ Boddenstr. 61, Groß Zicker, Tel. 038308/5420, www.taun-hoevt.de, Mi–Mo ab 12 Uhr, Nov., Dez. geschl.

Erlebnisse

Boddenreederei Willkommen an Bord der »Hanseat«, die ab Hafen Gager in See sticht. Im Angebot sind Robbenfahrten, Abendfahrten oder fix mal nach Peenemünde auf Usedom – vorbei an der faszinierenden Küstenlandschaft der Halbinsel Mönchgut. ■ Hafen

Perfekt für Strandspaziergänger und Wassersportler: der Strand von Lobbe

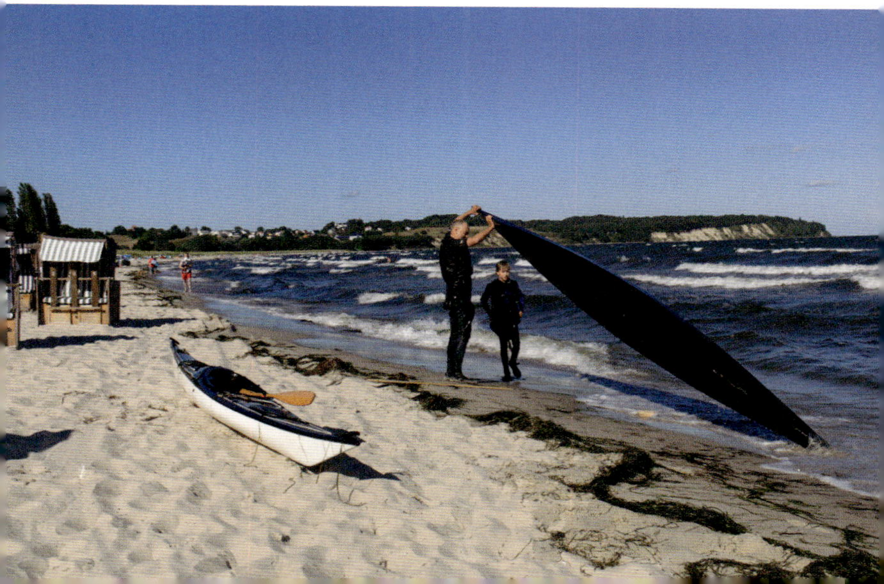

Gager, Tel. 038308/8389, www.boddenreederei-ruegen.de, Robbentour ab Frühjahr 23 €, Kinder 6–15 Jahre 14 €

Wild- und Heilkräuterführung Weiß der Geyer Wer mehr über die Wild- und Heilkräuter in der einmaligen Naturlandschaft Zickersche Berge erfahren möchte, kann an einer Führung mit Naturführer René Geyer aus Putbus teilnehmen. Er vermittelt nicht nur das Wissen unserer Vorfahren sondern auch neue Erkenntnisse. ■ www.naturgeyer.de, April–Sept. Mo, Do–Sa 10 Uhr, ohne Anmeldung, Treffpunkt: Schlagbaum am Ende der Boddenstraße in Groß Zicker, Dauer: ca. 2,5 Std. 9 €, Kinder 3 €

Im Blickpunkt

Biosphärenreservat Südost-Rügen

Der in Bergen geborene Heimatforscher und Reiseschriftsteller Johann Jacob Grümbke (1771–1849) nannte den Südosten der Insel – eine reizvolle und vielfältige Landschaft mit Wäldern, Seen, Mooren, Steilküsten und Sandstränden – in seinen »Streifzügen durch das Rügenland« aus dem Jahr 1805 das »wahre Paradies von Rügen«. Damit es auch ein solches Paradies bleibt, wurde das Gebiet zwischen Putbus, Binz und Thiessow am 1. Oktober 1990 zum Biosphärenreservat Südost-Rügen erklärt. Das aus drei Zonen bestehende Reservat umfasst 23 500 ha, darunter 12 600 ha Wasserfläche. *Amt für das Biosphärenreservat Südost-Rügen, Circus 1, Putbus, Tel. 038301/882 90, www.biosphaerenreservat-suedostruegen.de*

20 Ostseebad Thiessow

Ein idyllisch gelegener Lotsenort – ein Ostseebad für Naturfreunde

Information

■ Kurverwaltung Thiessow, Hauptstr. 36, 18586 Thiessow, www.ostseebad-thiessow.de, Tel. 038308/8280, Mai–Sept. Mo–Fr 9–12, 13–18, Okt.–April Mo–Fr 9–15 Uhr

Nach der Einführung der Lotsenpflicht im Jahr 1632 wurde das einstige Fischerdorf am Südostzipfel von Rügen zur Heimat für eine Reihe von Seelotsen, die in den Greifswalder Bodden einlaufende Schiffe nach Greifswald oder Stralsund brachten. Heute ist das von drei Seiten vom Meer umspülte Ostseebad vor allem bei Surfern beliebt. Der Hafen liegt versteckt an der Boddenküste und wird von Mai bis Oktober am Dienstags und Donnerstag zum Markt regionaler Anbieter. Selbst in der Hochsaison findet man in dem beschaulichen Badeort stille Buchten.

Sehenswert

Lotsenturm mit Lotsenwache
| Museum |
Im Südosten endet die Landzunge von Thiessow im Südperd mit dem 36 m hohen Lotsenberg. Von hier hatten die Lotsen den gesamten Bodden im Blick. Ein historischen Vorbildern nachempfundener Lotsenturm mit Aussichtsplattform bietet einen fantastischen Blick. Direkt daneben ist die Lotsenwache mit Navigationsinstrumenten. Hier können sich Besucher über die Geschichte des Lotsenwesens informieren. Die originale Lotsenglocke

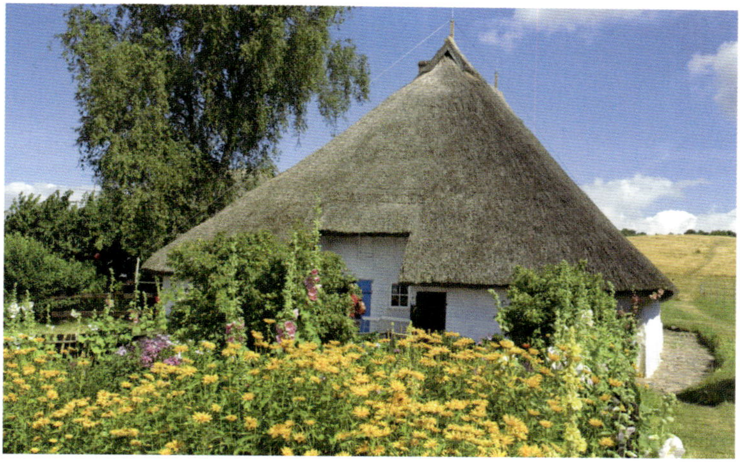

Das Pfarrwitwenhaus Groß Zicker ist eines der ältesten Wohnhäuser Rügens

kann heute in der Heimatstube der Kurverwaltung bestaunt werden.
■ Lotsenturm ganzjährig geöffnet, 1 € (Drehtür), Lotsenwache März–Okt. tgl. 8–18 Uhr, Eintritt frei

Klein Zicker

| Ortsbild |

Westlich vom Hafen befindet sich, durch eine kurze Nehrung verbunden, der zu Thiessow gehörende Ortsteil Klein Zicker. Diese 38 ha große Landzunge war bis ins Jahr 1991 in Händen der Sowjetischen Armee, die hier eine wahre Kraterlandschaft zurückließ. Heute ist das Areal vollständig renaturiert – mit Wanderwegen und einer Treppe zum Strand. Besonders spektakulär: die Sonnenuntergänge über dem Greifswalder Bodden.

Restaurants

€ | **Mönchguter Fischerklause** Fischer aus Thiessow und Klein Zicker beliefern das Restaurant mit fangfrischem Fisch. Spezialität sind die kunstvoll geflochtene Hornfischzöpfe nach altem Familienrezept. Gegessen wird im Wintergarten oder am Strand hinter dem Haus. ■ Hauptstr. 48, Tel. 038308/30397, www.moenchguter-fischerklause.de, Mai–Okt. tgl. ab 11.30 Uhr

€€ | **Strandcafé** Lokal mit Terrasse und Blick auf die Ostsee. Zubereitet wird u.a. fangfrischer Ostseefisch auf gutbürgerliche Art. ■ Strandpromande, Tel. 038308/8345, Di–So ab 11.30 Uhr

Sport

Surfen Auf die Bretter, fertig, los! In »Thiewaii« begeben sich Surfer aus aller Welt auf die Suche nach der perfekten Welle. Die Wiese zwischen Thiessow und Klein Zicker ist ein beliebter Spot. Mit Surfschule und Stellplatz für Wohnmobile und Caravans. In Klein Zicker gibt es eine Kitesurfschule. Auch Stand-up-Paddle-Kurse werden angeboten. ■ Surfschule Thiessow, Dörpstrat 2, Thiessow, www.sail-surf-ruegen.de bzw. Dörpstrat 35, Klein Zicker, www.proboarding.de, www.sup-ruegen.de

Übernachten

In der Hochsaison pulsiert in Rügens Seebädern das Leben. Wer hier Urlaub machen möchte, sollte unbedingt reservieren. Zur Auswahl stehen größere Hotels, schmucke Villen, kleine Pensionen, aber auch Ferienwohnungen mit Familienanschluss. Wellness und Fitness werden hier groß geschrieben. In der Nebensaison halten viele Vermieter besondere Angebote für ihre Gäste bereit.

Ostseebad Binz 36

€€ | IFA Rügen Hotel & Ferienpark Ein Ort für die ganze Familie an der belebten Strandpromenade. Ferienanlage mit Wellnesswelt, tropischem Erlebnisbad, Kinderclub, Restaurants und Bierkneipe. ■ Strandpromenade 74, 18609 Binz, Tel. 038393/90, www.ifa-ruegen-hotel.com

€€ | Strandhotel Binz Charmantes Hotel in Spitzenlage. Die Zimmer sind geräumig, das Frühstück ausgezeichnet, die Gastgeber herzlich. Mit Spa, Kaminbar und Lounge. ■ Strandpromenade 33, 18069 Binz, Tel. 038393/3810, www.strandhotel-binz.de

€€€ | Kurhaus Binz Traumurlaub im schönsten Haus am Platz mit Panoramablick auf die Ostsee. Mit Innen- und Außenpool, Whirlpool, Kurhaus-Restaurant, Steakhaus und Café-Lounge und Bar. Nichts für Sparfüchse, doch dafür außergewöhnlich. ■ Strandpromande 27, 18609 Binz, Tel. 038393/14081, www.travelcharme.de

Putbus 42

€€ | Hotel Parkresidenz Putbus Gepflegte Hotelanlage im Putbuser Ortsteil Wreechen. Für alle, die Ruhe und Natur lieben sowie ein idealer Ausgangspunkt für Wanderungen und Touren mit dem Rad. Mit Sauna und Schwimmbad. ■ Kastanienallee 1, 18581 Putbus/Wreechen, Tel. 038301/850, www.wreecher-hof.de

Lauterbach, Insel Vilm und Vilmnitz 47

€€€ | Wasserferienwelt Urlaub in einem außergewöhnlichen Ambiente: schwimmende Ferienhäuser und Luxusappartements mit Boddenblick. Mit vielfältigen Wassersportmöglichkeiten und Kinderbetreuung. ■ Am Yachthafen 1, 18581 Lauterbach, Tel. 038301/8090, www.im-jaich.de

Lancken-Granitz und Having 50

€€ | Seeblick Hübsche, kinderfreundliche Pension mit behaglichen Zimmern und Ferienwohnungen am Neuensiener See. ■ Neuensien 9a, 18586 Sellin–Neuensien Tel. 038303/86597, www.ferienpension-seeblick.de

Ostseebad Sellin 52

€€ | Wald-Hotel Kleines, familiär geführtes Haus in ruhiger Lage, ca. 600 m vom Strand entfernt. ■ Luftbadstr. 16, 18586 Sellin, Tel. 038303/1380, www.wald-hotel-sellin.de

€€€ | Hotel Bernstein Zwei Minuten vom Strand entferntes modernes Haus mit Blick aufs Meer. Mit gepflegter 750 m² großer Wellnessanlage Ambra Spa, Schwimmbad, Restaurant, Bar und Spielbereich. ■ Hochuferpromenade 8, 18586 Sellin, Tel. 03 83 03/17 17, www.hotel-bernstein.de

Ostseebad Baabe 54

€€ | Strandhotel Baabe Modernes Hotel, strandnah und im Ortskern gelegen. Mit Wellnessbereich, Restaurant, Bar und Kabarett-Theater. ■ Strandstr. 24–28, 18586 Baabe, Tel. 03 83 03/150, www.strandhotel-baabe.de

Ostseebad Göhren 56

€€ | Hansesatic Moderne Zimmer mit Meerblick mitten im Biosphärenreservat. Das gut ausgestattete Wellness-Hotel verfügt über Schwimmbad, Sauna und Restaurant. Auch Strandhochzeiten sind möglich. ■ Nordperdstr. 2, 18586 Göhren, Tel. 03 83 08/515, www.hotel-hanseatic.de

Middelhagen 58

€ | Kojenhus Liebenswerte Zimmer mit und ohne Küche und Gemeinschaftsbad. Ruhig gelegen. Im angeschlossenen Café gibt es leckere Kuchen. ■ Dorfstr. 36, 18586 Middelhagen, Tel. 0172/3127393, www.kojenhus.de

Lobbe und Zickersches Höft 60

€€ | Feriendorf Groß Zicker Elf Häuser mit komfortablen Ferienwohnungen am Rand von Groß Zicker, etwa 450 m vom Ostseestrand entfernt. Ideal für Familien. Mit Gaststube. ■ Boddenstr. 4 f, 18586 Gross Zicker, Tel. 03 83 08/566 10, www.ts-n.de

Ostseebad Thiessow 62

€€ | Godewind Komfortables Familienhotel mit Schwimmbad, das auch Appartements anbietet. Mit gemütlichem Restaurant. ■ De niege Wech 7, 18586 Ostseebad Thiessow, Tel. 03 83 08/34 20, www.godewind-thiessow.de

ADAC Das besondere Hotel

Für alle, die das Besondere suchen: In diesem »Tempel« hat schon Fürst Malte gebadet. Das Hotel **Badehaus Goor** gehört zu den schönsten der Insel. Hier kann man nicht nur fürstlich nächtigen, sondern auch schlemmen und baden: in einer Wanne aus gegossener Glockenbronze in Sanddorn, Kreide, Algen, in Süßwasser oder in Natursole.
€€ | Fürst-Malte-Allee 1, 18581 Lauterbach, Tel. 03 83 01/882 60, www.hotel-badehaus-goor.de

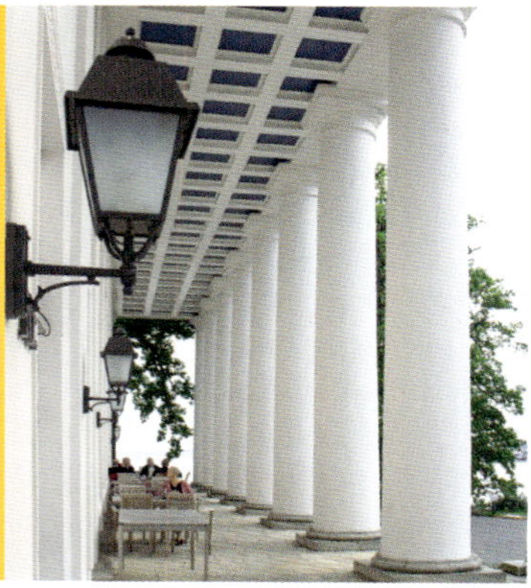

Die Halbinsel Jasmund

Schattige Buchenwälder und leuchtend weiße Kreidefelsen vor türkisblauem Meer: willkommen im kleinsten Nationalpark Deutschlands

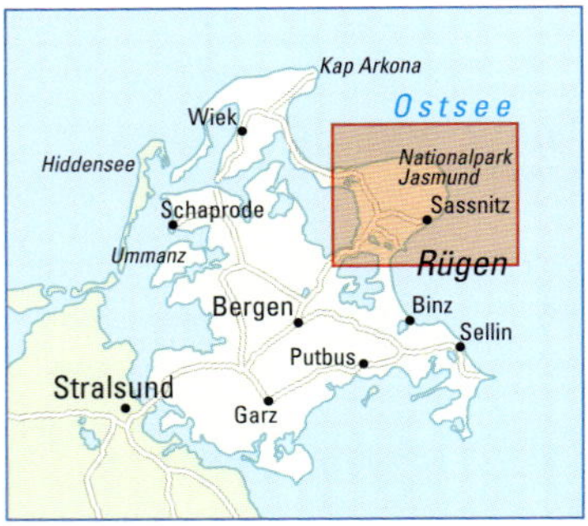

Leuchtend weiße Kreidefelsen, dichte Buchenwälder, weite Feuersteinfelder und das türkisblaue Meer fast immer im Blick: herzlich willkommen auf Jasmund. Zwei schmale Nehrungen halten die Halbinsel im Nordosten Rügens an der Insel fest: die schmale Heide und die Schaabe. Die dritte Verbindung zum »Festland« ist der 1868 gebaute Lietzower Damm, der den Kleinen Jasmunder Bodden vom Großen Jasmunder Bodden trennt. Wie eine schiefe Ebene steigt die Halbinsel mit ihrem Hauptort Sassnitz von den seichten Boddenküsten und den Nehrungen zum Plateau im äußersten Nordosten an, wo sie jäh abbricht und an den malerischen Kreidefelsen der Stubbenkammer schroff ins Meer fällt. Etwa ein Drittel der Halbinsel wird vom Nationalpark Jasmund und seinem Buchenwald eingenommen. Der Nordwesten dagegen besteht aus pittoresken Dörfern an der windigen Steilküste. Im südlichen Teil der Halbinsel faszinieren die Feuersteinfelder bei Neu Mukran.

In diesem Kapitel:

ADAC Top Tipps:

6 **Fischereihafen, Sassnitz**
| Hafen |
Hier kann man morgens den Fischern zusehen und sich mit fangfrischem Fisch eindecken. Ein Bummel über die Mole bis hin zum Leuchtturm ist ein Erlebnis. Hafenflair vom Feinsten. 69

7 **Nationalpark Jasmund**
| Landschaft |
Rügens bekanntestes Wahrzeichen: die Kreideküste mit dem Königsstuhl. Eine Landschaft wie gemalt, von Romantikern wie Caspar David Friedrich beispielsweise. 73

ADAC Empfehlungen:

12 **Altstadt Sassnitz**
| Stadtbild |
Den kleinen Marktplatz säumen fein herausgeputzte Häuser im Bäderstil

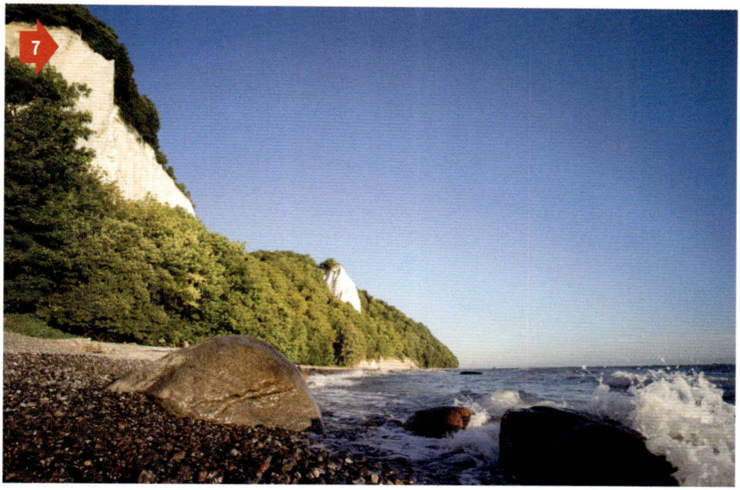

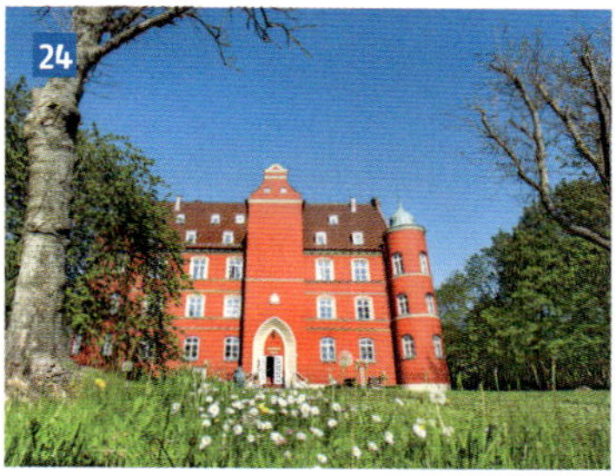

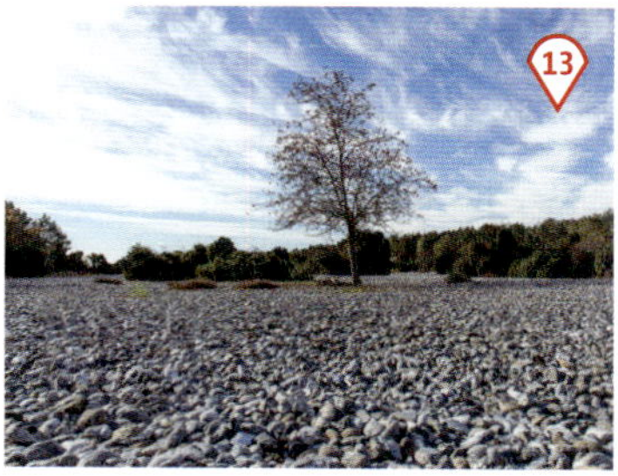

mit Brasserie, Cafés und kleinen Werkstätten. Hier geht es selbst in der Hochsaison gemütlich zu. 69

(13) Feuersteinfelder

| Landschaft |

Einzigartig in Europa: ein Meer aus Feuersteinen. Zwischen Sassnitz und Prora hat eine Sturmflut etwa 14 Geröllfelder aus Feuersteinen aufgeschichtet. 73

(14) Rügensteine, Lohme

| Shop |

Eine Katze aus Granit, ein Ohrring aus Meerglas – Peter Müller kreiert aus den Schätzen vom Ostseestrand wunderbare Dinge und begeistert mit Inselgeschichten. Ein zauberhafter Laden an der Küstenkante. 76

(15) Kreidemuseum, Sagard

| Museum |

Europas einziges Kreidemuseum. Hier wird der Kreideabbau am Originalschauplatz erlebbar – mit Kreidesee und Freilichtmuseum. 79

(16) Kreidebruch Quoltitz

| Landschaft |

Die Natur hat die unrentabel gewordenen Kreidebrüche zurückerobert. Inzwischen haben sich auch seltene Pflanzen hier angesiedelt.. 80

21 Sassnitz

Liebenswerter Fischer- und Fährort mit Hafenflair

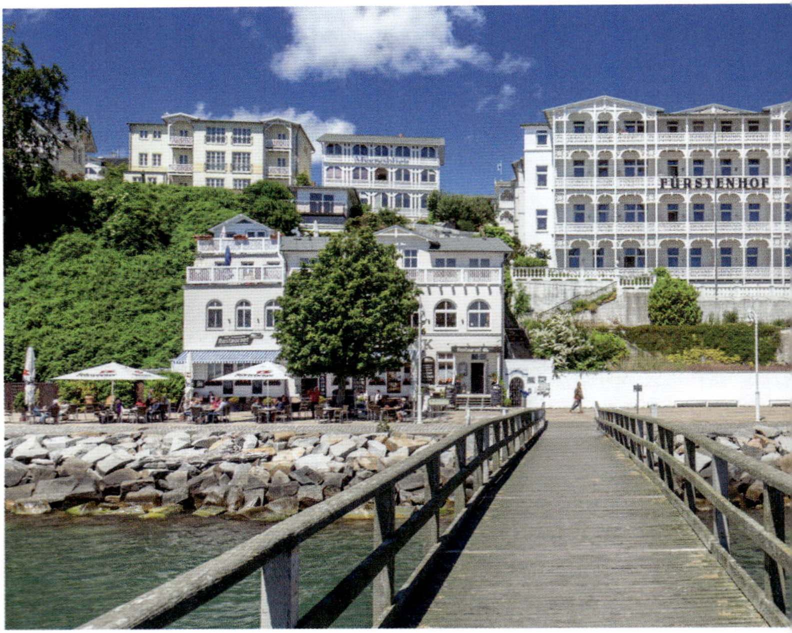

Prächtige Villen im Bäderstil säumen die Strandpromenade von Sassnitz

Information

■ Tourist-Service, Strandpromenade 12, 18546 Sassnitz, Tel. 038 39/264 90, www.insassnitz.de, Nov.–März Mo–Fr 9–17, Sa, So 10–16, April–Juni, Sept., Okt. Mo–Fr 9–18, Sa, So 10–17, Juli, Aug. tgl. 9–18 Uhr

■ Parken siehe S. 70

Sassnitz ist umweht vom Geruch des Meeres. Die Hafenstadt präsentiert sich mit lang gezogenen Straßen an der Steilküste und schmucken Villen im Bäderstil. Das mediterrane Flair von Alt-Sassnitz erleben Besucher, wenn sie die neuen Häuser am Ortseingang aus Richtung Sagard kommend hinter sich lassen. Als in der Mitte des 19. Jh. immer mehr Besucher an die Küste strömten, wurde aus dem Fischerdorf Sassnitz ein beliebtes Seebad. Fischerhäuser wurden zu Hotels und Ferienhäusern. Theodor Fontane (1819–1898) liebte die Stadt: »Nach Rügen heißt nach Saßnitz reisen.« Der Hamburger Klaviervirtuose Johannes Brahms vollendete hier seine Sinfonie Nr. 1 c-Moll und schrieb an seinen Freund Fritz Simrock: »An den Wissower Klinken ist eine schöne Sinfonie hängen geblieben.«

In Sassnitz beginnt der Nationalpark Jasmund mit der malerischen Kreideküste, und im Ortsteil Neu-Mukran schippern Schiffe und Fähren nach

Plan S. 71

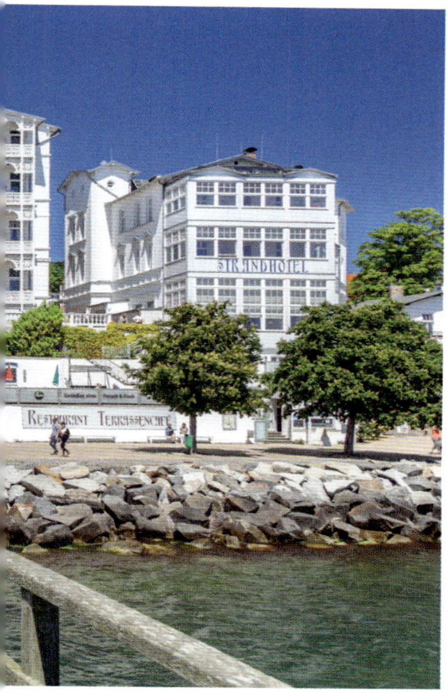

Schweden (»Königslinie«), Dänemark, Finnland, Russland und ins Baltikum.

Sehenswert

1 Altstadt

| Stadtbild |

12 *Ein Hauch von Italien im äußersten Nordosten von Rügen*

Mediterranes Flair mitten in der Altstadt. Rund um die Mündung des Steinbachs begeistern kleine Gassen mit historischer Gründerzeitarchitektur. In liebevoll sanierten Villen mit verspielten Veranden und Balkonen zwischen Altem Markt und Strandpromenade haben sich Künstler und Kunsthandwerker, kleine Cafés und Restaurants sowie ein Feinkostgeschäft mit Buchladen angesiedelt. Selbst in der Hochsaison geht es hier beschaulich zu.

2 Fischereihafen

| Hafen |

6 *Schönstes Hafenflair mit Fischbrötchen direkt vom Kutter*

In den frühen Morgenstunden landen Fischer hier Frischfisch an: Hering, Dorsch und Flunder – je nach Saison. Die Fischerei war und ist seit jeher in Sassnitz von Bedeutung. Wer möchte, deckt sich im Fischereihafen mit frischem Fisch vom Kutter ein, genießt ein Fischbrötchen (auf Möwen aufpassen!) oder fährt mit erfahrenen Seebären zum Selberangeln auf die Ostsee. Mehrmals täglich stechen in der Saison Ausflugskutter zu Fahrten entlang der Kreideküste oder zu den Seebädern in See. Eine Besonderheit ist die 1450 m lange Außenmole, die den Hafen schützt. Wenn es kräftig stürmt, toben sich die Wellen am achteckigen grünweißen Leuchtturm aus dem Jahr 1903 aus. Ein atemberaubendes Spektakel.

3 Hängebrücke

| Brücke |

Diese preisgekrönte, knapp 250 m lange Brücke wird auch »Balkon mit Meerblick« genannt und ist zu einem Wahrzeichen der Stadt geworden. Sie verbindet seit 2007 das Stadtzentrum mit dem Stadthafen. Im Jahr 2010 wurde sie mit dem Deutschen Brückenbaupreis in der Kategorie »Fuß- und Radwegebrücken« ausgezeichnet.

■ Hafenstraße

4 U-Bootmuseum

| Museum |

»HMS Otus« erinnert an eine riesige schwarze Zigarre. Seinen Dienst versah das 1963 in Betrieb genommene U-Boot im ersten U-Boot-Geschwader der britischen Royal Navy. 1991 wurde es außer Dienst gestellt. In der Volkswerft Stralsund erhielt das 90 m lange und 8,10 m breite U-Boot seinen Originalanstrich wieder und kann heute als U-Bootmuseum im Stadthafen von Sassnitz besichtigt werden.

■ Im Stadthafen, www.hms-otus.com, Mai–Okt. 10–18, Mitte Juli–Mitte Sept. 10–19, Nov.–April 10–16 Uhr, 7,50 €, Kinder 3,50 €

5 Schlossruine Dwasieden

| Schloss |

Das 1877 fertig gestellte Schloss Dwasieden gehörte einst zu den kostbarsten Schlössern Norddeutschlands. Im Jahr 1928 feierte Benvenuto, der Sohn des Dichters Gerhart Hauptmann, hier seine Hochzeit. Geblieben ist von dem prächtigen Bau aus massivem Sandstein, Granit und edlem Marmor südlich von Sassnitz nur noch eine Ruine. Neben der Schlossruine befindet sich der Marstall, weiter südlich ein Großsteingrab. Auch wenn von dem einstigen Glanz nicht mehr viel zu sehen ist, lohnenswert ist ein Besuch allemal.

■ Richtung Straße der Jugend und geradewegs in den Wald, www.schloss-dwasieden.de, ganzjährig frei zugängl.

ADAC Mobil

Geländewagen-Safari nicht nur für Technikfans: Mit Glühwein, Sanddornpunsch oder Met können sich Besucher im Hanomag über die Halbinsel Jasmund, durch den Südosten der Insel oder Süd-Rügen chauffieren lassen. Mit an Bord ist ein Reiseleiter, der Geschichten über die Region erzählt.

Ferienheim Birkengrund, Sassnitz, Tel. 0171/7430964, www.hanomag-tours.de

Verkehrsmittel

Nach Sassnitz verkehren **Busse** der VVR und **Regionalbahnen** der Deutschen Bahn. Ein **Stadtbus** fährt in Richtung Wedding und Rügener Ring.

Parken

Auf dem **Parkplatz Dwasieden** in der Stralsunder Straße ist das Parken kostenfrei. Weitere Parkmöglichkeiten u. a. am **Stadthafen** (2 Std./3 €), in der barrierefreien **Parkpalette** im Stadthafen in der **Hafenstraße** (1 Std./1 €) und auf dem **Parkplatz an den Kreidefelsen** in der Stubbenkammerstraße (2 Std./1 €).

Restaurants

€€ | Kutter- und Küstenfisch Selbstbedienungslokal mit großer Fischtheke direkt am Fischereihafen. Die Speisen werden frisch zubereitet. ■ Hafenstr. 12 D, Tel. 038392/51330, tgl. 8–18 Uhr, im Winter eingeschränkt, Plan S. 71 b2

€€–€€€ | Altstadt-Brasserie Stilvolles Restaurant mit exzellenten Fischspezialitäten. ■ Marktstr. 4, Tel. 038392/23453, www.altstadt-brasserie.de, Mo–Fr ab 14, Sa, So ab 12 Uhr, Plan S. 71 c1

€€–€€€ | Gastmahl des Meeres Traditionslokal mit hervorragender Küche und großer Auswahl an Fischgerichten. ■ Strandpromenade 2, Tel. 038392/5170, www.gastmahl-des-meeres-ruegen.de, tgl. ab 7 Uhr, Plan S. 71 c2

Cafés

Hafenbahnhof Großzügiges Café in einem alten Güterbahnhof. Mit Hafenblick und Spielecke. ■ Hafenstr. 12 c, Tel. 03 83 92/63 28 74, www.baeckerei-peters.de, tgl. 10–17 Uhr, Plan S. 71, b2

Einkaufen

Die Wunderkammer Bezauberndes Lädchen mit maritimen Kunsthandwerk und -objekten. ■ Hafenstr. 12 b, www.diewunderkammer-ruegen.de, Mai–Okt. tgl. 11–17 Uhr, Plan S. 71 b2

Insel-Seifen Handgemachte Seifen mit Heilkreide, Strandgut, Bernstein – sogar in Form der Insel Rügen – sowie andere Mitbringsel. ■ Hauptstr. 10, www.inselseifen.de, Plan S. 71 a2

Rügen-Fisch Beim Fabrikverkauf der Marke Rügen Fisch im Hafen gibt es wahre Schnäppchen. ■ Straße der Jugend 10, www.ruegenfisch.de, im Winter So geschl., Plan S. 71 südwestl. a3

Töpferei am Grundtvighaus Farbenfrohe Keramik in Steinzeugqualität. Mittwochs ab 15 Uhr darf man selbst töpfern. ■ Seestr. 3, www.toepferei.grundtvighaus.de, Töpferkurs 5 € plus 1 € je Keramikstück, Plan S. 71 a2

Töpferei am Hafen Handgedrehtes Geschirr mit maritimen Motiven. ■ Hafenstr. 12 i, www.toepferei-am-hafen.de, im Winter geschl., Plan S. 71 b2

Kinos

Lichtspiele Sassnitz Jeweils freitags ab 20 Uhr gibt es Filme abseits vom Mainstream. ■ Seestr. 3, www.kino-lichtspiele-sassnitz.de, Plan S. 71 a2

Kinder

Spielplatz An der Strandpromenade können sich die Kleinen vergnügen.

Steinstrand Ein paar Schritte vom Spielplatz weiter in nördliche Richtung beginnt der Steinstrand mit seinen

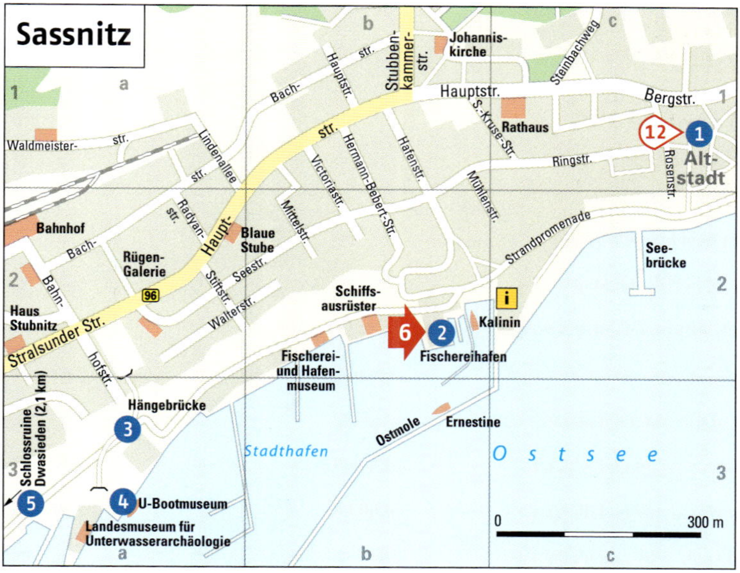

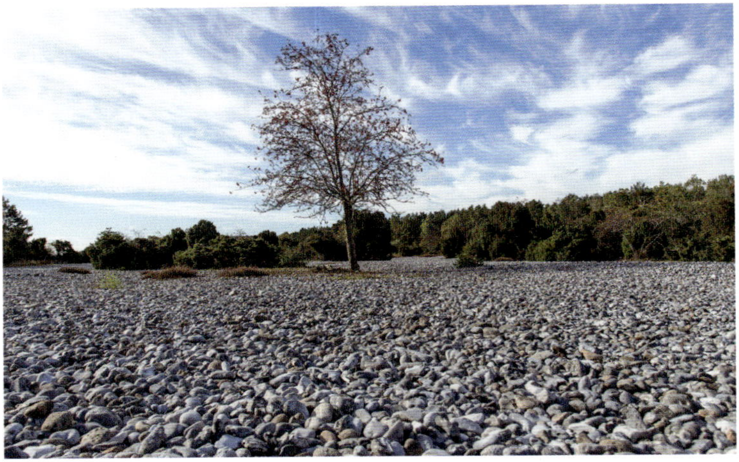

Ein Meer von Feuersteinen findet man bei Mukran südlich von Sassnitz

Feuersteinen. Den Hühnergöttern (das sind Feuersteine mit einem Loch in der Mitte) werden besondere Kräfte nachgesagt. Wer findet die meisten?

Töpferei am Grundtvighaus Jeweils mittwochs ab 15 Uhr können hier Klein und Groß Kunstwerke aus Ton erschaffen. ■ Seestr. 3, Tel. 038392/57775, http://toepferei.grundtvighaus.de, Mo–Fr 9–18, Sa 9–13 Uhr, Plan S. 71 a2

ADAC Mobil

Morgens hin und abends zurück: Im Fährhafen Sassnitz kann man zu einer Tagestour nach **Dänemark** aufbrechen, das Erlebnis Kreideküste gibt's inklusive. Den Bordtag lässt es sich prima im Liegestuhl an Deck aushalten. Oder im Restaurant mit Blick aufs weite Meer. Nach **Schweden** geht es an einem Tag hin und am anderen wieder zurück. *www.stenaline.de (Sassnitz–Trelleborg, ganzj.), www.bornholmslinjen.de (Sassnitz–Rönne/Bornholm, ganzj.)*

Offenes Künstler-Atelier Einblick Das Motto lautet: reinkommen, ausprobieren, mitmachen. ■ Bachpromenade 3, www.offenesatelier-einblick.de, Kursangebot 1 Std. 12 €, Plan S. 71 c1

Events

Vollmondfest Stimmungsvolles Sommerfest mit Lesungen, Musik und Besichtigung der verborgenen Gärten in der Altstadt. ■ Infos: Dahlmanns Bazar, Am alten Markt, www.dahlmannsbazar.de

Erlebnisse

Schifffahrt Die Kreideküste bei Sonnenaufgang erleben: Im Sommer schippern Fahrgastschiffe von der Mole bzw. dem Stadthafen entlang der Kreideküste bis hinüber zum Königsstuhl. ■ Mehrere Abfahrten tgl., 15 €

Sport

Rügen Therme Ein schönes, helles Schwimmbad mit 29 Grad warmem

Wasser, Wasserfall, Gegenstromanlage und Sprudelbank in einem Hyparschalenbau von Ulrich Müther. ■ Im Rügenhotel, Seestr. 1, www.ruegen-hotel.de, 15 €/Tag, Kinder (3–13 J.) 8 €, mit Sauna

Wandern

Der etwa 8 km lange **Hochuferweg** von Sassnitz durch den Nationalpark Jasmund zum Königsstuhl zählt zu den schönsten Wanderwegen Deutschlands (S. 75). Die Einblicke in den Buchenwald, der zum UNESCO-Weltnaturerbe gehört, und die Ausblicke auf die Kreidefelsen und die Ostsee sind atemberaubend.

Ein Erlebnis ist auch eine **Wanderung** von Sassnitz über Dargast, vorbei an einem Kreidesee – das Wasser schimmert türkisblau vor weißen Kreidewänden – und dem noch aktiven Kreidetagebau Promoisel zum Kreidemuseum Gummanz in Neddesitz.

In der Umgebung

Feuersteinfelder

| Landschaft |

13 *Eine Sturmflut richtete hier Wälle aus Feuersteinen auf*

Südlich von Sassnitz, abgetrennt durch die Bahnanlagen des Fährhafens Mukran und deshalb auch für Wanderer und Fahrradfahrer nur über die Autostraße zu erreichen, liegen die in Europa einzigartigen Feuersteinfelder von Neu Mukran. Von einem auf der Landseite an der Straße Sassnitz–Binz gelegenen Parkplatz führt ein ausgeschilderter Waldweg zu dem rund 40 ha großen Gelände am Ufer des Kleinen Jasmunder Boddens, wo vor rund 3000 bis 4000 Jahren eine Sturmflut Wälle aus Feuersteinen aufgeschichtet hat.

22 Nationalpark Jasmund und Stubnitz

7 *Ein verzauberter Wald über den Kreidefelsen der Stubbenkammer*

Information

■ Nationalparkamt Vorpommern, Außenstelle Nationalpark Jasmund, Stubbenkammerstr. 1, 18546 Sassnitz, Tel. 03 83 92/ 350 11, www.nationalpark-jasmund.de

Deutschlands kleinster Nationalpark begeistert mit den imposanten Kreidefelsen, dem dichten Buchenwald der hügeligen Stubnitz, geheimnisvollen Mooren und Sümpfen, sagenhaften Seen, engen Bachtälern und eindrucksvollen Wasserfällen. Auch steinzeitliche Hünengräber und die Herthaburg, Reste eines slawischen Burgwalls, sind hier zu finden. Kein Wunder, dass sich in dieser Idylle Romantiker wie der in Greifswald geborene Maler Caspar David Friedrich (1774–1840) wohlfühlten und Rügen so zu Weltruhm verhalfen. Der berühmteste Kreidefelsen ist der 118 m hohe Königsstuhl. Der Sage nach

ADAC Spartipp

Wem der Besucherandrang auf der Aussichtsplattform des Königsstuhls zu groß ist oder wer den Eintritt sparen möchte, um »nur mal« den Königsstuhl zu sehen, der kann auf die benachbarte, wenig frequentierte 110 m hohe **Viktoria-Sicht** (benannt nach Kronprinzessin Viktoria) östlich von Rügens Wahrzeichen ausweichen. Von dort hat man den besten Blick auf den Königsstuhl.

Gefällt Ihnen das?

Im Kreidekliff sind Feuersteinbänder enthalten. Herausgebrochen liegen sie als Feuersteingeröll unterhalb der Kreideküste. Geröllfelder in beeindruckender Zahl befinden sich auch zwischen Prora und Mukran. Sie werden **Feuersteinfelder** genannt und sind ein echter Touristenmagnet (S. 73). Wer mehr über Feuersteine erfahren möchte, ist im **Kreidemuseum Rügen** (S. 79) in Gummanz bestens aufgehoben.

soll früher derjenige zum König ernannt worden sein, dem es gelang, den steilen Felsen zu erklimmen. Eine Treppe zum Steinstrand gibt es dort nicht mehr. Abstiege sind am Kieler Ufer und an den Wissower Klinken möglich. Der markante Gesteinsbrocken in Königsstuhlnähe ist der 22 m³ große, sagenumwobene Waschstein.

Rund 3000 ha umfasst der Nationalpark im Nordosten der Halbinsel Jasmund, darunter etwa 2000 ha schönster und unter Schutz stehender Wald (UNESCO Weltnaturerbe). Unscheinbar gibt sich Rügens höchste Erhebung in der Stubnitz, der 161 m hohe Piekberg.

Sehenswert

Nationalpark-Zentrum Königsstuhl

| Ausstellungszentrum |

Das Besucherzentrum mit Erlebnisausstellung, Multivisionskino, Bistro, Laden und Naturspielplätzen am berühmten Königsstuhl befindet sich etwa 10 km nördlich von Sassnitz. »Wir machen Unsichtbares sichtbar«, lautet das Motto hier. Sehr kinderfreundlich.

■ Stubbenkammer 2, Sassnitz, www.koenigsstuhl.com, Ostern–Okt. tgl. 9–19, Nov.–Ostern 10–17 Uhr, 24. Dez. geschl., 9,50 €, Fam. 20 €, Kinder bis 5 J. frei

Welterbe-Forum

| Informationszentrum |

Über das UNESCO-Weltnaturerbe der alten Buchenwälder können sich Wanderer und Radfahrer im UNESCO-Welterbeforum, untergebracht in der ehemaligen Waldhalle, informieren. Mit Spielplatz, kleinem Imbissangebot und öffentlichen Toiletten (auch außerhalb der Öffnungszeiten zugänglich).

■ Waldhalle 1, Sassnitz, Nähe Wissower Klinken, http://welterbeforum.koenigsstuhl.com, Ostern–Sept. und über den Jahreswechsel tgl. 11–15, Jan.–Ostern Fr–So 11–16 Uhr, Eintritt frei

Parken

Für den öffentlichen Verkehr ist die Zufahrt zum Königsstuhl gesperrt. Nur Reisebusse und Busse der VVR dürfen bis zum Nationalpark-Zentrum (Parkplatz Stubbenkammer) fahren.

Im Lohmer Ortsteil Hagen gibt es einen **Großparkplatz** (1,50 €/Std., 5,50 €/Tag) mit Wohnmobilstellplatz. Dann

ADAC Mobil

Mit dem **Königsstuhl-Ticket** der VVR dürfen Besucher den ganzen Tag die VVR-Busse in Stralsund und auf Rügen nutzen. Zugleich ist es Eintrittskarte ins Nationalpark-Zentrum Königsstuhl mit Ausstellungen, Kino und Aussichtsplattform. Besonders lohnenswert für Familien. www.vvr-bus.de, 1 Fam. (bis 5 Pers./max. 2 Erw. 40 €)

den Pendelbus nutzen oder den Wanderweg durch den Buchenwald mit dem romantischen Herthasee nehmen. 45 Minuten Zeit einplanen. Alternative: Das Auto auf dem **Parkplatz »Am Tierpark«** (0,50 €/Std., 6,50 €/Tag) am Ortsausgang von Sassnitz abstellen, entweder in den Bus an der Haltestelle »Abzweig Waldhalle« steigen oder etwa 2,5 Stunden durch den Nationalpark wandern.

Restaurants

€€ | Baumhaus Hagen Waldrestaurant mit kleiner, feiner Karte. Gemütliche Stube und bodenständiges Essen in hübschem reetgedeckten Haus am Waldrand. Wer länger bleiben möchte, kann eines der behaglichen Zimmer buchen. ■ Hagensches Baumhaus 1, Sassnitz, Tel. 03 83 92/223 10, www.baumhaus-hagen.de, tgl. ab 11.30 Uhr

Wandern

Hochuferweg Grandiose Aussichten auf die weißen Felsen und die bewegte, herrlich türkis schimmernde Ostsee bietet der rund 8 km lange Wanderweg zwischen Königsstuhl und Sassnitz entlang der Kreideküste. Es geht über Bachtäler wie den Steinbach, den Kollicker Bach und den Kieler Bach, über Treppen und Wurzeln (sehr kleine Kinder sind in einer Rückentrage gut aufgehoben). Traumhafte Aussichtspunkte sind die Viktoria-Sicht 500 m östlich vom Königsstuhl und die Ernst-Moritz-Arndt-Sicht am Tipper Ort, benannt nach dem in Groß Schoritz geborenen Schriftsteller und Publizisten. In der Piratenschlucht bei Sassnitz soll Seeräuber Klaus Störtebeker einen Schatz versteckt haben.

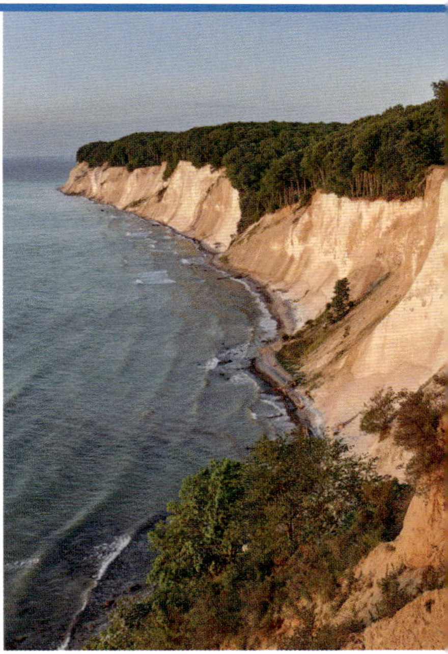

Spektakulär ist der Blick vom Hochuferweg auf die Kreideküste

23 Lohme

Fischerdorf am urwüchsig wilden Steilufer der Jasmund-Nordküste

Information

■ Touristik Lohme GmbH, Arkonastr. 31, 18551 Lohme, Tel. 03 83 02/888 55, www.lohme.de, April–Okt. Mo–Fr 10–12, 15–17, Sa 10–12, Nov.–März Mo–Sa 10–12 Uhr

Am nördlichen Rand der Halbinsel Jasmund liegt das idyllische Seebad mit kleinem Hafen und einem Steinstrand vor einem bewaldeten Steilufer. Eine steile Treppe führt vom Ortskern mit seinen kleinen, teilweise reetgedeckten Häusern und weißen Villen hinunter. Der 162 t schwere Gesteinsbrocken 100 m östlich vom Hafen ist der

Schwanenstein. Einer Sage nach bringt im Sommer der Storch die Babys, im Winter der Schwan. Bis dahin liegen sie im Stein verborgen. In den Abendstunden lohnt sich ein Spaziergang zum Hafen bzw. zur Steilküste: Die Sonnenuntergänge hier sind beinahe schon kitschig. Theodor Fontane verglich »die ganze Szenerie von Lohme und Arkona« mit dem italienischen Sorrent.

Sehenswert

Heimatstube

| Museum |

Hier wird die Geschichte des Ortes erlebbar. Die kleine, liebevoll eingerichtete Stube mit früheren Ausstattungsgegenständen der Bewohner und historischen Ansichten entführt die Besucher in Lohmes Vergangenheit.

■ Arkonastr. 31, Tel. 03 83 02/888 55, April–Okt. Mo–Fr 10–12, 15–17, Sa 10–12, Nov.–März Mo–Sa 10–12 Uhr, Eintritt frei

Restaurants

€€ | **Daheim** Traditionsreiches Fischrestaurant im Lohmer Ortskern. ■ Arkonastr. 10, Tel. 03 83 02/93 52, www.restaurant-lohme.de, tgl. ab 12 Uhr

€€–€€€ | **Kleine Försterei** Wildgaststätte am Rande des Nationalparks mit Wildgehege. Mit hauseigener Wildverarbeitung. ■ Stubbenkammerstr. 68, Hagen, Tel. 03 83 02/900 17 www.kleine-foersterei-ruegen.de, Feb.–Nov. geöffnet, Vorsaison Fr–So ab 12, Hauptsaison Fr–Di ab 12, Do ab 17 Uhr

€€–€€€ | **Panorama-Hotel Lohme** Stilvoll eingerichtetes Restaurant mit Gourmetküche und schönstem Blick auf die Ostsee. ■ An der Steilküste 8, Tel. 03 83 02/91 10, www.panorama-hotel-lohme.de, tgl. ab 11.30 Uhr

Einkaufen

14 **Rügensteine** Das Lohmer Urgestein Peter Müller begeistert seine Kunden mit Witz und Inselgeschichten. Aus den schönsten Steinen und Strandfunden vor seiner Haustür kreiert er in seiner Steinmanufaktur wahre Kunstwerke. Aus Granit wird z. B. eine Katze. Grün schimmerndes Meerglas wird zu Ohrschmuck. Aus Donnerkeilspitze, Kalkschwamm und Draht wird ein Lesezeichen. Eine große Auswahl an Büchern über die Region macht den Einkauf im Haus Seeblick perfekt. ■ Zum Hafen 6, www.ruegensteine.de, nur in der Saison geöffnet

Töpferei Kerstin Bartel Keramik, Fayencen und Fliesen in einer winzigen, urgemütlichen Keramikwerkstatt mit Laden. Eine Fundgrube für Katzenliebhaber. ■ Zum Hafen 6, Tel. 03 83 02/888 98

Wandern

Ein wildromantischer Wanderweg mit wunderbarer Sicht auf die Tromper Wiek führt von Lohme am Ufer entlang gen Westen. Eindrucksvolle Momente verspricht der Wanderweg von Lohme zum Königsstuhl, vorbei an der sagenumwobenen Teufelsschlucht.

In der Umgebung

Findling Nardevitz

| Geotop |

Im Lohmer Ortsteil Nardevitz ist einer der größten Findlinge Norddeutschlands zu finden. Der 281 t schwere Granitbrocken liegt versteckt in einer dicht mit Bäumen und Gebüsch bewachsenen Senke auf einem Feld 400 m nördlich von Nardevitz und ragt 3 m aus der Erde heraus.

24 Bobbin und Schloss Spyker

Schwedische Einflüsse treffen auf dörfliches Ambiente am Bodden

St. Pauli grüßt die Besucher zuerst. Am höchsten Punkt des kleinen Dorfes südwestlich von Lohme ragt Rügens einzige erhaltene Feldsteinkirche in den Inselhimmel. Der Blick von der Anhöhe reicht bis zum Kap Arkona im hohen Inselnorden. Einen fantastischen Blick auf den Großen Jasmunder Bodden, die Schaabe und Tromper Wiek kann man vom Tempelberg am Südrand von Bobbin genießen – besonders im Herbst, wenn Kraniche in den Abendstunden ihre Schlafplätze im Bodden ansteuern. Eine Treppe führt auf den Berg hinauf. Fernglas und/oder Kamera nicht vergessen. Der Aussichtspunkt gehört zu den schönsten auf der Insel. Das Auto kann auf dem kostenfreien Parkplatz unterhalb des Tempelbergs abgestellt werden.

Sehenswert

St. Pauli

| Kirche |

Auf den ersten Blick wirkt das Gotteshaus wie eine Festung. Um 1400 wurde mit dem Bau begonnen. Schmuckstücke in Inneren sind ein gotländischer Taufstein (um 1300) sowie ein mit gotischer Malerei und Schnitzwerk geschmückter Sakramentsschrein (um 1400). Im 17. Jh. ließ Schlossherr Carl Gustav Wrangel ein prächtiges barockes Ensemble, bestehend aus Kanzel, Altar und wappengeschmückter Patronatsloge, für die Kirche anfertigen.

■ Auf einer Anhöhe in der Ortsmitte, Ostern–Okt. tgl. 9–17 Uhr

Einkaufen

Hofladen Bobbin Der Naturkostladen mit Imbiss bietet einen wunderschönen Ausblick und ist ein idealer Rastplatz für einkehrende Wanderer und Radler. ■ Oberdorf 5a, www.hofladen-bobbin.de, So geschl.

Kinder

Dinosaurierland Wer schreit denn da? Auf einem 1,5 km langen Rundweg durch den »Dschungel von Bobbin« machen T-Rex, Spinosaurus, Triceratops oder »Langhals« Brachiosaurus in Lebensgröße auf sich aufmerksam. Auf Abenteuerspielplätzen kann sich der Nachwuchs austoben, im Bistro stärken. ■ Am Spycker See 2a (Navi: Spyker See 3), direkt hinter Bobbin in Richtung Glowe, www.dinosaurierland-ruegen.de, Dez.–Feb. geschl., 9,50 €, Kinder (4–12 J.) 7 €, kostenfreier Parkplatz am Dinoland

In der Umgebung

Schloss Spyker

| Schlosshotel |

Der hohe Norden lässt grüßen. Das tiefrote, in frisches Grün gebettete Schloss Spyker ließ sein Erbauer Carl Gustav Wrangel einem Schwedenschloss nachempfinden. Die Anlage im Stil der Ranaissance besteht aus einem massiven dreigeschossigen Bau mit vier runden Ecktürmchen. Im Inneren sind noch einige der wunderschönen Stuckdecken erhalten. Heute wird das Schloss als Hotel (S. 83) genutzt. Die Umgebung lädt zu Spaziergängen um den Spykerschen See und den Jasmunder Bodden ein.

■ Schlossallee 1, Spyker, www.schloss-spyker.de

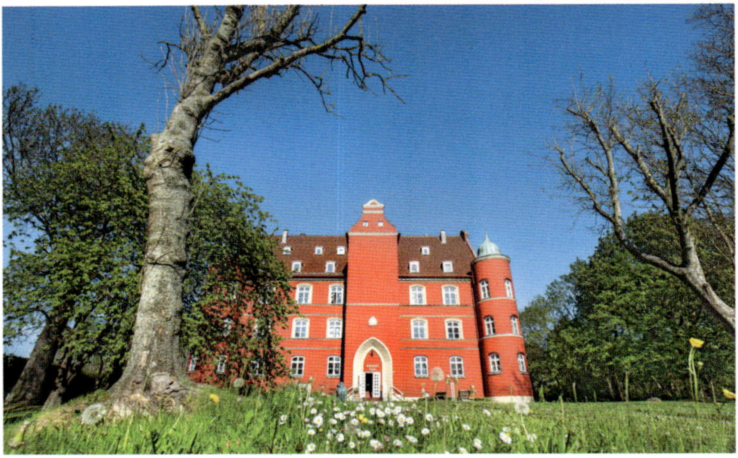

In leuchtendem Schwedenrot präsentiert sich das Schloss Spyker unweit von Glowe

25 Glowe

Jüngerer Badeort zwischen Bodden, Kiefernwald und Sandstrand

Information

■ Tourismusbüro Glowe, Hauptstr. 73, 18551 Glowe, Tel. 03 83 02/88 99 39, www.glowe.de, Juni–Sept. Mo–Fr 8–12, 14–18, Sa 9–12, Jan.–Mai, Okt.–Dez. Mo, Mi, Do 8–16, Di 8–17, Fr 8–12 Uhr

Schönster Sandstrand und traumhafte Sonnenuntergänge, familienfreundliche Rad- und Wanderwege durch Kiefernwald und Boddenbuchten – hier findet jeder seinen Ort. Ob windgeschützt im Strandkorb am feinsandigen Strand, auf dem schönen Spielplatz an der Promenade, bei einem Kaffee am Hafen oder einem Bummel durch den Ortskern mit seinen historischen Häusern. Das einstige Fischerdorf hat sich zu einem beliebten Seebad mit zahlreichen Übernachtungsmöglichkeiten, kleinen Lädchen und Galerien entwickelt. In östlicher Richtung beginnt die knapp 12 km lange Schaabe. So wird eine lang gezogene sichelförmige Nehrung genannt, die den Großen Jasmunder Bodden vom offenen Meer trennt und herrlichsten Sandstrand und Kiefernwald vereint. Ein asphaltierter Radweg führt hindurch.

Restaurants

€€€ | Ostseeperle Kreative Küche mit regionalen und saisonalen Gerichten. Traumhafte Lage direkt am Strand mit Meerblick. Mit Eismanufaktur. ■ Hauptstr. 42, Tel. 03 83 02/563 80, www.ostseeperle-hotel.de, tgl. ab 8 Uhr

€€€ | Pier 32 In modern, maritimer Atmosphäre wird hauptsächlich serviert, was Rügens Felder und Gewässer hergeben. Spezialität des Hauses ist Labskaus. Auch erlesene Tröpfchen aus der Rügener Hofbrennerei Zur Strandburg und Champagner stehen auf der Karte. Für alle, die das Besondere lieben. ■ Hauptstr. 32, Tel. 03 83 02/531 99, www.pier32.eu, Mi–So 17–21.30 Uhr

Cafés

Bäckerei Konditorei Mario Arndt Diese kleine, feine Bäckerei an der Hauptstraße ist bekannt für ihr leckeres Gebäck. ■ Hauptstr. 63, Tel. 038302/5253, Juni–Okt. Mo–Sa ab 6 Uhr (So ab 7 Uhr), Nov.–Mai So geschl.

Kleine Brise Direkt am Hafen trinkt man hier gemütlich seinen Kaffee oder genießt bei einem kühlen Bier Sonnenuntergangsstimmung. ■ Hafen Glowe, Tel. 0171/1429658, tgl. ab 9 Uhr

Einkaufen

Spezialitätenmanufaktur Baldereck Brot und Kuchen aus dem Holzbackofen, Fisch aus dem Rauch, Fruchtaufstriche aus dem heimischen Garten, und das in herrlichster Natur. Der Hof von Familie Sorge ist eine Entdeckung. Auf das gelbe Fahrrad und die gelben Gummistiefel in der Hofeinfahrt achten. ■ Baldereck 9, www.ruegener-spezialitaeten-manufaktur.de, Mo–Sa 10–18 Uhr, im Winter eingeschränkte Öffnungszeiten

Sport

Segelschule Rügen Die Ostsee einmal aus anderer Perspektive: beim Surfen, Segeln, Katamaran-, Motorboot-, Tretboot- oder Seekajakfahren. Der Unterricht beginnt auf dem Kurplatz oder am Strand vor dem Restaurant Ostseeperle. ■ Rügener Segel- und Surfschulen, www.segelschule-ruegen.com

Wandern

Entlang der Boddenküste verläuft ein Wanderweg, der von Lietzow bis Breege ausgeschildert ist – geprägt von Ruhe und Einsamkeit.

26 Sagard

Herz des Jasmunds und Rügens erstes Kurbad mit Kreidebach

Mitte des 18. Jh. entdeckte man in diesem Dorf mit seinen kleinen zweigeschossigen Häusern und den schmalen Gassen eine eisenhaltige Mineralquelle. Daraufhin wurde eine Brunnen-, Bade- und Vergnügungsanstalt gegründet. Als jedoch Anfang des 19. Jh. das Freibaden in der Ostsee in Mode kam und die Urlaubsgäste sich lieber im modernen, vom Fürsten zu Putbus erbauten Badehaus in Lauterbach vergnügten, verlor der Ort in der Mitte der Halbinsel Jasmund an Bedeutung. Noch heute ist es ein Vergnügen, durch den ehemaligen Kurpark Brunnenaue mit seinem Kreidebach zu wandeln. Auch der Ortskern kann sich sehen lassen. Viele Häuser wurden aufwendig saniert, mittendrin die um 1210 errichtete Kirche St. Michael.

Sehenswert

Kreidemuseum

| Museum |

15 *Hier wird der Kreideabbau am Originalschauplatz erlebbar*

Europas einziges Kreidemuseum befindet sich bei Sagard. Am Originalschauplatz, dem einstigen Kreidebruch, wird die Geschichte der Kreide und des Kreideabbaus erlebbar. Im Freilichtbereich der Ausstellung können die Museumsbesucher vor dem Kreidefelsen »Kleiner Königsstuhl« (mit Aussichtspunkt) historische Gerätschaften bestaunen. Im ehemaligen Kreidewerk wird u.a. über die Entstehung der Kreide, den Abbau, die Aufbereitung und die Nutzung informiert.

Sammlerfreunde können ihre Fossilien hier begutachten lassen.
■ Gummanz 3a, Ortsteil Gummanz, www.kreidemuseum.de, Ostern–Nov. tgl. 10–17, sonst Di–So 10–16 Uhr, 5 €, Kinder 3,50 €

Brunnenaue

| Park |

Pastor Heinrich Christoph von Willich eröffnete 1795 den ersten Kurort Rügens. Quellen sprudeln hier. An die einstige Pracht erinnert heute noch eine Parkanlage mit Bach und Pavillon. 4 ha umfasst die Brunnenaue. Ein Spaziergang ist wohltuend und belebend.

Restaurants

€€ | **Puszta** Kesselgulasch, Palatschinken, Geflügelleber »Budapester Art« – hier isst man wie in Ungarn. Der Hausherr stammt direkt aus der Puszta. Uriges Ambiente. ■ August-Bebel-Str. 14, Tel. 038302/3716, www.puszta-ruegen.de, Jan.–April Mo–Fr ab 17, Sa, So ab 11.30, April–Dez. ab 11.30 Uhr

Einkaufen

Lis Brendt Hier gibt es echte Hingucker: farbenfrohe Tischdecken, Rucksäcke und Taschen aus hochwertigen Stoffen – entworfen und genäht von Firmengründerin Lis Brendt und mit Rügen-Grafiken von Innenarchitekt und Designer Reiner Otto versehen. ■ August-Bebel-Str. 8, www.lisbrendt-hollanders.de, Nov.–März Mo geschl.

Sport

Erlebniswelt Splash Badelandschaft mit Rutsche, Kinderbecken, Whirlpool, Außenpool, Saunalandschaft und Spa, Indoorspielplatz mit Rutschen, Trampolinanlage, Fußballfeld, Minigolf mit 18 Bahnen. In der 3500 m² großen Erlebniswelt Splash ist Spaß für die ganze Familie garantiert. ■ Qoltitzer Straße, www.splash-ruegen.de, tgl. 8–22 Uhr, 4 Std. 13 €, Kinder 9 €

In der Umgebung

Kreidebruch Quoltitz

| Landschaft |

16 *Stück für Stück erobert sich die Natur ihr Terrain zurück*

In Quoltitz, einer Wüstung zwischen Gummanz und Nardevitz, befinden sich aufgelassene Kreidebrüche, umgebn von einer idyllischen Inselnatur.

Martinshafen

| Marina |

3 km westlich von Sagard erstreckt sich in Martinshafen eine gut ausgebaute Marina. Von 1890 bis in die 1940er-Jahre verlief von Neddesitz aus eine Feldbahn dorthin, die Kreide transportierte. Heute wird die Trasse als Rad- und Wanderweg genutzt.

ADAC Mittendrin

Ein Highlight für die ganze Familie sind die **Fossilienexkursionen** im Besuchertagebau Promoisel bei Sassnitz (Mai–Okt.), die das Kreidemuseum Rügen in Gummanz anbietet. Besucher können dort mit Hammer, Messer und kleiner Bürste nach fossilen Schätzen aus der Kreidezeit suchen, nach Seeigel, Donnerkeilen, Würmern, Korallen und Muscheln etwa. Festes Schuhwerk nicht vergessen. Anmeldung über das Kreidemuseum Rügen in Gummanz (S. 79).

Hügelgräber

| Archäologische Fundstätte |

Südlich von Sagard liegt eines der größten bronzezeitlichen Hügelgräber Norddeutschlands, der 3500 Jahre alte Dobberworth. Er ist von der B 96 aus als 12 m hoher, mit Büschen zugewachsener Erdhügel auszumachen.

27 Lietzow

Boddenidylle mit schmuckem Schloss und einem Hexenwald

Ein Schloss wie im Märchen. Wer mag wohl die Prinzessin sein? Die heutige Besitzerin hat es Ende der 1990er-Jahre aus dem Dornröschenschlaf geholt und liebevoll saniert. Zugänglich ist der schmucke Bau für die Öffentlichkeit nicht. Er befindet sich in Privatbesitz. Der Baumeister des Damms und der Bahnstrecke von Stralsund nach Sassnitz ließ sich das Schloss als verkleinerte Kopie des Schlosses Lichtenstein bei Reutlingen (Schwäbische Alb) errichten. Bekannt ist der Ort zwischen Kleinem und Großen Jasmunder Bodden für seine Lietzow-Kultur. Archäologische Grabungen brachten mehr als 20 000 Fundstücke einer 6000 Jahre alten Kultur zum Vorschein, darunter aus Feuersteinen gefertigte Pfeilspitzen, Faustkeile und Messerklingen. Erholsam ist ein Spaziergang um den Spitzer Ort im Kleinen Jasmunder Bodden herum. Nach Frosttagen lassen sich hier wunderschöne, fantasieanregende Eisgebilde bestaunen.

Wandern

Hexenwald Semper Ein Ort voller Magie. Sonderbare Formen haben die Krüppelbuchen im Hexenwald. Der 1920 angelegte Waldpark Semper in der Semper Heide verbirgt viele Schätze: etwa eine Wasserturmruine aus Feldsteinen, zauberhafte Kaskadenteiche und eine Rhododendronallee (traumhafte Farbenpracht zur Blütezeit), die zu einem Gutshaus führt. ■
Am Ortsausgang in Richtung Sagard in der Rechtskurve links abbiegen

Lietzow am Jasmunder Bodden ist bekannt für sein Märchenschloss

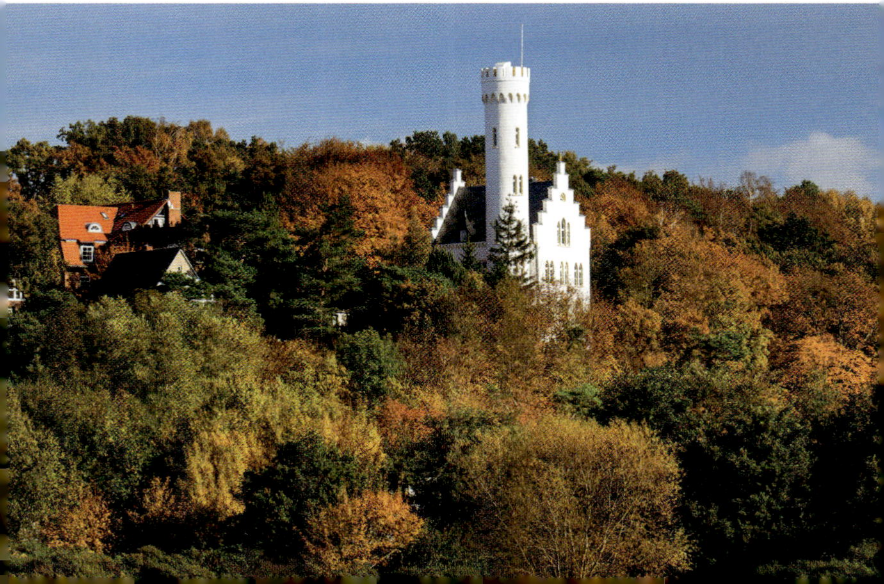

Übernachten

Die Halbinsel im Nordosten Rügens ist mit ihren Kreidefelsen, Sand- und Steinstränden, bewaldeten Hügeln, blühenden Wiesen und Feldern landschaftlich äußerst abwechslungsreich. Vielfältig ist auch die Auswahl der Übernachtungsmöglichkeiten. Da gibt es die Hafenstadt Sassnitz mit ihrem Hafen und den schmucken Villen in der Altstadt, Ostseebäder und kleinere Ortschaften. Auch hier gilt: In der Nebensaison lassen sich Schnäppchen machen. Wer gerne wandert und Rügens Wahrzeichen, die Kreidefelsen im Nationalpark Jasmund, erkunden möchte, ist hier bestens aufgehoben.

Sassnitz 68

€€ | **Hotel garni Waterkant** Schönes, kleines Hotel mit bestem Blick auf den Hafen. Mit gepflegtem Garten, Sauna und gemütlichen Lounges, um den Tag ausklingen lassen. ■ Walterstr. 3, 18546 Sassnitz, Tel. 038392/50941, www.hotel-waterkant.de

€€ | **Kurhotel** Im Jahr 1954 als Seemannsheim erbaut, beherbergt das Haus im Zentrum von Sassnitz heute 84 Zimmer, einen Frühstücks- und Konferenzraum sowie ein Restaurant. ■ Hauptstraße 1, 18546 Sassnitz Tel. 038392/530, www.kurhotelsassnitz.de

€€ | **Pension & Ferienwohnungen Schneidereit** Kleine, familiär geführte Pension im Zentrum (ruhige Seitenstraße). Mit Frühstück. ■ Hermann-Bebert-Str. 11, 18546 Sassnitz, Tel. 038392/50925, www.pension-schneidereit.de

Lohme 75

€€ | **Nordwind** Komfortables Hotel in neuerem Ziegelbau am Ortseingang (aus Sassnitz kommend). Mit Terrasse, Garten und Wellnessbereich. Das Restaurant verwöhnt seine Gäste mit regionalen Fisch- und Fleischgerichten. ■ Arkonastr. 1, 18551 Lohme, Tel. 03 83 02/9246, www.hotel-nordwind.de

€€ | **Uferresidenz Haus am Meer** Die komfortablen Ferienappartements befinden sich direkt am Hochufer. Mit Wellnessbereich und Restaurant, in dem regionale Spezialitäten aufgetischt werden. ■ Zum Hafen 7, 18551 Lohme, Tel. 038302/88523, www.hausammeer-lohme.de

€€ | **Hotel Rugeshus** Kleines, familiär geführtes Hotel im Buchenwald fernab der Hauptstraße. Ideal für Naturfreunde. Ein Wanderweg führt bis zum Königsstuhl. Angler können am Strand Meerforellen fangen. ■ Nardevitz Ufer 1, 18551 Lohme, Tel. 038302/88960, www.rugeshus.de

Bobbin und Schloss Spyker 77

€€ | **Aparthotel Leuchtfeuer** Gut ausgestattete Zimmer in einer größeren Hotelanlage an der Hauptstraße zwischen Sagard und Glowe. Mit Sauna, Massageliegen, Räucherkammer für frisch gefangenen Fisch und Restaurant. ■ Heidbergstr. 18 a, 18551 Glowe, Ortsteil Bobbin, Tel. 038302/53477, www.aparthotel-leuchtfeuer.de

€€€ | Schloss Spyker Idyllisch am Spykerschen See und dem Jasmunder Bodden gelegenes stilvolles Schlosshotel mit Kaminzimmer und Frühstückssalon. Im Gewölbe lockt das rustikale Restaurant Wrangel. ■ Schlossallee 1, 18551 Glowe, Ortsteil Spyker, Tel. 03 83 02/77 70, www.schloss-spyker.de, im Winter geschl.

Glowe 78

€€ | Haus Svantekahs Liebevoll geführtes Appartementhaus nah am Strand. Auf Wunsch mit Frühstück. ■ Hauptstr. 19, 18551 Glowe, Tel. 03 83 02/711 00, www.haus-svantekahs.de

€€€ | Baltique Modern eingerichtete Ferienwohnungen 200 m vom Ostseestrand entfernt. ■ Hauptstr. 10, 18551 Glowe, Buchungstel. 041 63/820 74, www.glowe-baltique.de

Sagard 79

€€ | Hotel Am Markt Familiär geführtes Hotel im Ortskern. Die Zimmer sind sauber und einfach ausgestattet. Im Haus ist das ungarische Restaurant Puszta (S. 80). ■ August-Bebel-Str. 14, 18551 Sagard, Tel. 03 83 02/37 16, www.puszta-ruegen.de

€€€ | Der wilde Schwan Ruhig gelegene Hotelanlage unweit von Sagard. Mit idyllischem Garten, Restaurant, Scherenkegelbahn und Saunabereich. Eine Unterkunft für Romantiker. ■ Neuhof 10, 18551 Sagard, Tel. 03 83 02/80 30, www.hotel-der-wilde-schwan.de

Lietzow 81

€€ | Gästehaus Lietzow Kleines Hotel mit 24 Zimmern und einem Restaurant auf einem Hochplateau im Wald. Mit angeschlossenem Campingplatz Störtebeker-Camp. Wer es abenteuerlich haben möchte, übernachtet im Schlaffass. ■ Waldstr. 59 a, 18528 Lietzow, Tel. 03 83 02/21 66, www.lietzow.net

€€ | Haus Seeblick Modernes Haus mit fünf Ferienwohnungen zwischen Hauptstraße und Bodden. Mit direktem Zugang zum Strand. ■ Boddenstr. 61, 18528 Lietzow, Tel. 03 83 02/512 94, www.ferienwohnung-lietzow.de

ADAC Das besondere Hotel

Das elegante **Schlosshotel Ranzow** zwischen Buchenwald und Ostseeküste ist perfekt für alle, die stilvoll fernab vom Trubel der Ostseebäder übernachten möchten. Der Nationalpark Jasmund mit der berühmten Kreideküste beginnt vor der Haustür, auch die Schlossküche, ein Wellnessatelier, ein Fitnessparadies und der 18-Loch-Golfplatz gehören zur Anlage.
€€€ | Schlossallee 1, 18551 Lohme, Tel. 03 83 02/889 10 www.schloss-ranzow.de

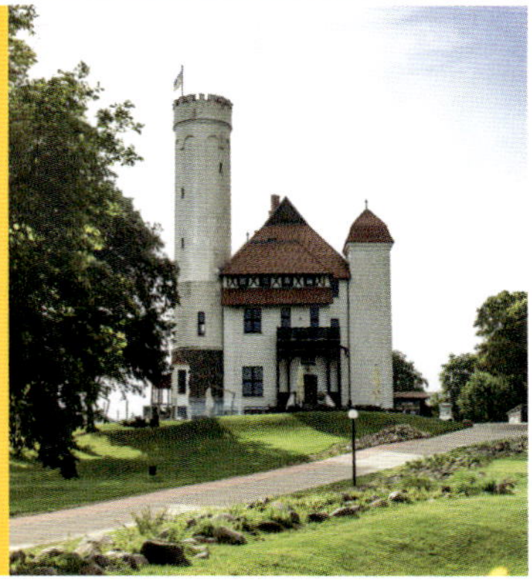

Die Halbinsel Wittow und der äußerste Norden

Rügens Windland mit drei Türmen auf einem Fleck, einer steil aufragenden Küste und dem größten Sandhaken der Insel

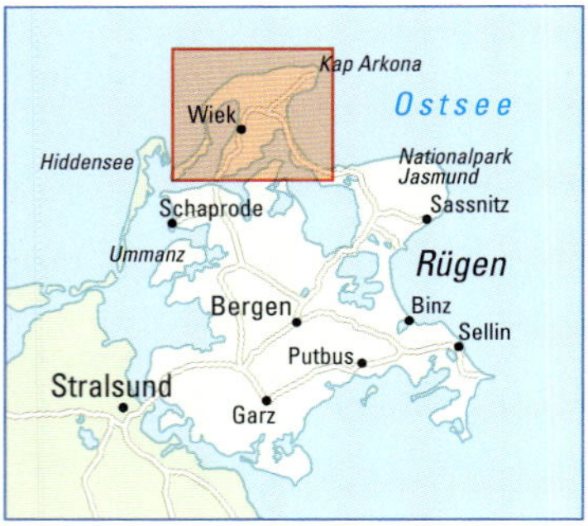

Auf den Wind ist auf der nördlichsten Halbinsel Rügens Verlass. Beständig weht er hier über das weite Land, über Felder und Wiesen, durch Alleen und kleine Ortschaften, um die beiden markanten Leuchttürme am Kap Arkona herum und auf das offene Meer hinaus. Fast pausenlos drehen sich die Windräder, Kiefern ducken sich am Hochufer, der feine Sand am Nordstrand fegt über die wenigen Steine hinweg, Surfer schießen wie Pfeile über den Bodden vor Dranske. Flach und baumlos erstreckt sich das Ackerland am Wieker Bodden und am Breeger Bodden bis an die stürmische Nordküste. Der Wind pustet den Kopf frei und ordnet die Gedanken.

In diesem Kapitel:

ADAC Top Tipps:

8

Leuchttürme am Kap Arkona
| Architektur |

Rügens Nordkap begeistert mit drei Türmen auf einem Fleck. Von oben bieten sich beste Aussichten auf das Windland und die weite Ostsee. Im Schinkelturm befindet sich Deutschlands nördlichstes Standesamt. 89

ADAC Empfehlungen:

17

Bakenberg und die Nordküste
| Landschaft |

Natürlich und wildromantisch präsentiert sich der Hochuferweg mit Märchenwald und dem Nordstrand. 94

18

Landzunge Bug
| Landschaft |

Wo einst das Militär stationiert war, machen sich heute seltene Tiere und Pflanzen breit. Bodden und Ostseestrand wechseln einander ab. 96

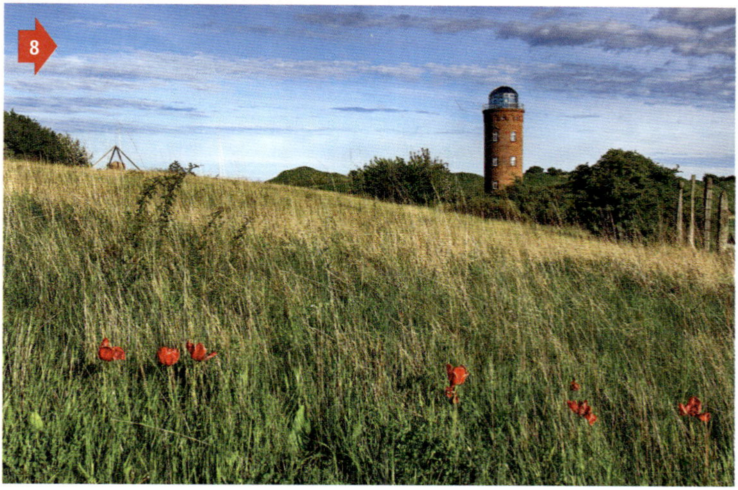
8

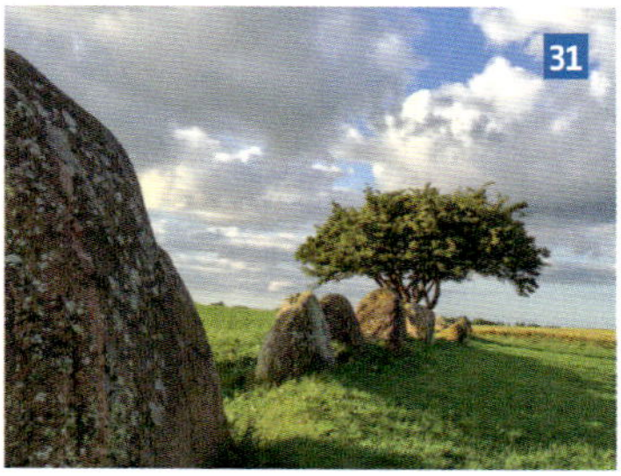
31

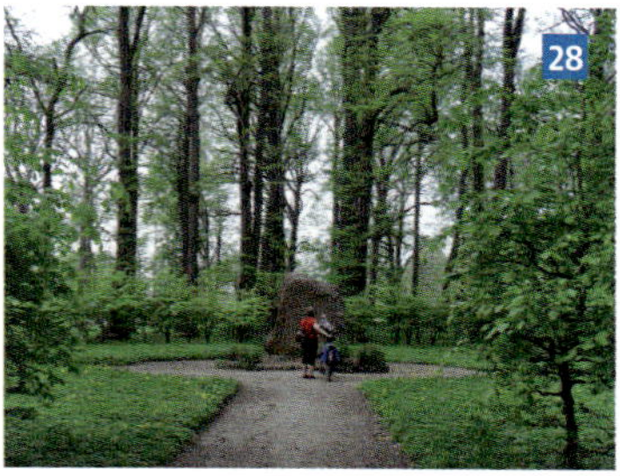
28

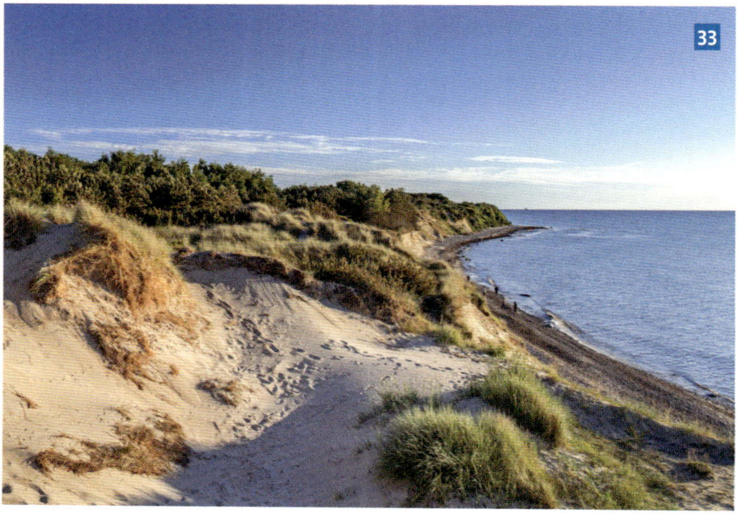
33

28 Ostseebad Breege-Juliusruh

Ein Binnenhafen und ein Kurpark wuchsen zum beliebten Badeort zusammen

Information

■ Informationsamt, Wittower Str. 5, 18556 Juliusruh, Tel. 03 83 91/311, www.ostseebad-breege.de, Juni–Sept. Mo–Fr 8–17, Sa 9–13, Okt.–Mai Mo–Fr 8–12, 13–16 Uhr

Herrlicher Sandstrand, sauberes Wasser, wohltuendes Klima, weiße Villen, viel Grün. Klar, dass dieser Landstrich im Norden Rügens lockt. An Hotels, Restaurants, Cafés und kleinen Geschäften mangelt es in dem beschaulichen Seebad im Norden der Insel Rügen nicht. Herrliche Rad- und Wanderwege führen von hier aus in alle Richtungen – durch Kiefernwald, Alleen und direkt am Ufer entlang. Gut 1 km entfernt, am nördlichsten Punkt des Großen Jasmunder Boddens, befindet sich Breege, im 17. Jh. ein bedeutender Marktflecken. Zur selben Zeit, als Juliusruh entstand, avancierte das Fischerdorf zu einem wichtigen Handelshafen. Von hier aus wurden landwirtschaftliche Produkte Rügens und Pommerns nach England verschifft. 1928 schlossen sich Breege und Juliusruh zu einem Seebad zusammen. Von Breege aus verkehren Schiffe der Reederei Kipp nach Hiddensee und zur Naturbühne Ralswiek. Am schönen Ostseestrand von Juliusruh tummeln sich Badelustige. Strandkörbe und Strandmuscheln geben ein buntes Bild.

Sehenswert

Kurpark Juliusruh

| Landschaft |

Zwischen Ostseestrand und Bodden – am nördlichen Ende der Schaabe – ließ Julius von der Lancken 1795 einen öffentlich zugänglichen Kurpark anlegen. Inspiriert wurde er vom Badeort Heiligendamm bei Bad Doberan. Ein Landhaus, eine Reitbahn, eine Orangerie, eine Badehaus und Stallbauten ent-

Im Park Juliusruh erinnert ein Gedenkstein an den Begründer Julius von der Lancken

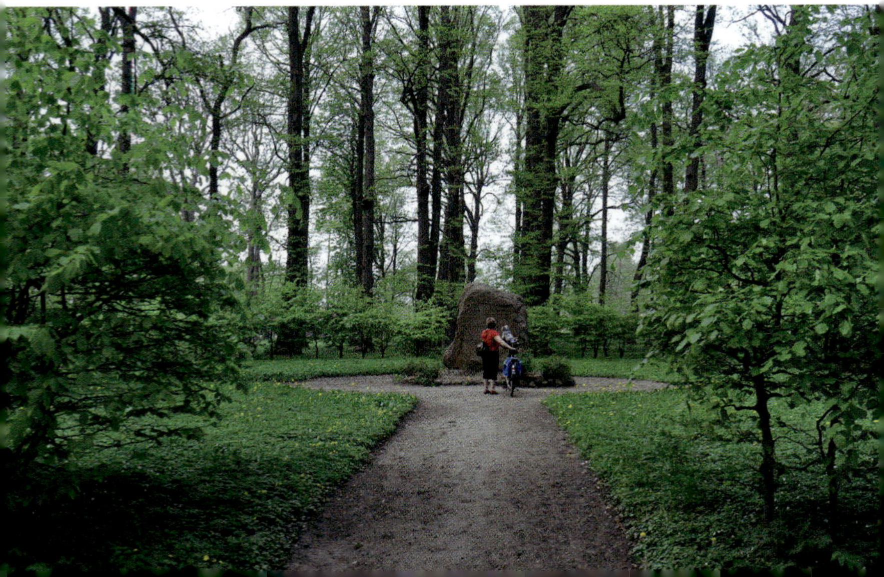

standen. Für die Parkalleen wurden Linden aus Schweden importiert. 1803 verkaufte Julius von der Lancken den Park aufgrund finanzieller Probleme an seinen Vetter. 1835 ging er dann in den Besitz der Stadt Stralsund über und verwilderte, die Gebäude verfielen. Seit 1945 ist der Kurpark in der Hand der Gemeinde, die den Park pflegt und belebt. Auch wenn von der historischen Parkanlage nicht mehr viel übrig ist, so ist ein Bummel durch die Baumalleen anregend und erfrischend. Im Frühjahr sind Anemonenteppiche zu bestaunen. An den Begründer von Juliusruh erinnert heute ein Granitstein im Park.
■ Ganzjährig geöffnet, frei zugängl.

Kapitänshäuser

| Architektur |

Am westlichen Ortsrand des geruhsamen Breege stehen die sogenannten Kapitänshäuser. Wie der Name andeutet, handelt es sich bei den hübschen reetgedeckten Gebäuden um Häuschen, die von den Handelsschiffern des 19. Jh. errichtet wurden.

Restaurants

€ | **Räucherkaten** Urgemütliche Fischerkneipe abseits der Hauptstraße mit leckeren Fischbrötchen und Bier vom Fass. ■ Am Kurpark, Juliusruh, Tel. 03 83 91/121 59, April–Okt. tgl. ab 11 Uhr

€–€€ | **Zur kleinen Hafenräucherei** Familiär geführte Hafenräucherei mit Imbiss, Biergarten und großer Auswahl an Fischgerichten. Die Betreiber fischen selbst bzw. verarbeiten den Fang der hiesigen Seeleute. Wer nicht genug bekommen kann: Der Räucherfisch wird auch nach Hause geliefert. ■ Dorfstr. 28, Breege, Tel. 03 83 91/127 68, www.hafenräucherei-breege.de, tgl. ab 10 Uhr

ADAC Mittendrin

Zum **Schlafplatz der Kraniche**: Im Herbst bietet die Reederei Kipp in Breege-Juliusruh in der Abenddämmerung Schiffsfahrten zu den Schlafplätzen der majestätischen Großvögel an. Wenn die Sonne glutrot über dem Bodden versinkt und die Vögel des Glücks vor malerischer Kulisse laut trompetend eintreffen, macht sich Gänsehaut breit.
www.reederei-kipp.de, Mitte Sept.–Ende Sept. Do, Sa 17.30, Okt. Do, Sa 17 Uhr, 21,50 €, Kinder 14,50 €

Cafés

Gelateria Sirolo Strandnah, kinderfreundlich: Hier gibt es italienisches Eis aus eigener Produktion, auch Waffeln und kleine Snacks. ■ Am Waldwinkel 10, Juliusruh, Tel. 03 83 91/12377, www.ruegen-eis.de, tgl. ab 9 Uhr, Winterpause

Erlebnisse

Angeltouren und Trolling Damit passionierte Angler nicht auf den blanken Haken beißen, können sie sich einem erfahrenen Angelguide anschließen. »Rügens Fisherman« organisiert beispielsweise Trolling auf Lachs und Meerforelle in der Ostsee sowie Angeltouren auf Hecht und Zander im Bodden. Auch Wrackangeln ist möglich. Voraussetzungen: gültiger Fischereischein und Angelerlaubnis für die Küstengewässer in MV. ■ Schipperweg 5, Breege, www.ruegens-fisherman.de, Trolling auf Lachs bei 6 Pers. 120 €/Pers., Dauer bis 8 Std., ab Hafen Glowe; Hecht und Barsch bei 6 Pers. 70 €/Pers., Dauer: bis 6 Std., ab Hafen Breege

29 Altenkirchen

Beschauliche Landgemeinde mit langer Tradition und ältester Dorfkirche

Im Schnittpunkt zweier Alleen liegt das ländliche Altenkirchen. Fast gleichzeitig mit der Kirche von Bergen gründeten hier die dänischen Besiedler 1168 ein zweites christliches Gemeindezentrum. Die sehenswerte Backsteinkirche mit dem freistehenden Glockenturm (aus dem 17. Jh.) gab dem Ort den Namen. Felder und Alleen rahmen den beschaulichen Ort ein.

Sehenswert

Pfarrkirche

| Kirche |

Die Pfarrkirche von Altenkirchen mit dem Kreuzrippengewölbe im Hauptschiff entstand als dreischiffige romanische Basilika. Die Orgel ließ Dichter, Pfarrer und Professor Gotthard Ludwig Theobul Kosegarten Ende des 18. Jh. aus Berlin kommen. Vor dem Chor auf der Südseite befindet sich der sog. Svantevitstein, ein alter slawischer Grabstein (vor 1168) mit der Ritzzeichnung eines bärtigen Mannes mit Füllhorn. Bis zu 200 Jahre alt sind die Grabsteine auf dem Friedhof an der Kirche, auf dem auch Pfarrer Kosegarten 1818 seine letzte Ruhe fand. Kosegarten war übrigens der Erste, der die Schönheiten Rügens in Verse fasste. 22 seiner Gedichte vertonte Franz Schubert zu bezaubernden Liedern.

■ An der Kirche 1, tgl. 9–16/18 Uhr

Cafés

Hofcafé Idyllisches Hofcafé in traumhafter Lage, das auch leckere Fischgerichte serviert. Die Bedienung ist freundlich. Auch Kinder sind willkommen. ■ Karl-Marx-Platz, Tel. 038391/89701, Ostern–Okt. Mo–Sa ab 12 Uhr

Einkaufen

Blaues Haus Das blaue Holzhaus der Künstlerin Hanne Petrick am Ortsrand von Altenkirchen ist ein malerischer Anziehungspunkt: In Öl, Pastell und Aquarell verewigte Rügen-Impressionen können bewundert und erstanden werden. Auch Malkurse sind möglich. ■ Neue Str. 2a, www.hanne-petrick.de, Mo–Sa 10–13 Uhr

Konzerte

Um die **60 Konzerte** und **Themenabende** organisiert Pfarrer Christian Ohm von der Nordkirche Rügens im den Sommermonaten. Willkommen sind Christen und Nichtchristen gleichermaßen. ■ An der Kirche 1, Tel. 038391/366, www.kirche-altenkirchen- ruegen.de

30 Kap Arkona und Putgarten

Nordkap der Insel, Aussichtspunkt und mystischer Ort auf Klippen

Information

■ Tourismusgesellschaft Kap Arkona, Am Parkplatz 1, 18556 Putgarten, Tel. 03 83 91/130 37, www.kap-arkona.de, Mo–So 11–16 Uhr (im Sommer länger)

Kap Arkona ist der nördlichste Punkt und ein Wahrzeichen der Insel Rügen. Nur der 600 m entfernte Gellort mit dem Siebenschneiderstein liegt noch einen Tick nördlicher. Seine Leuchttür-

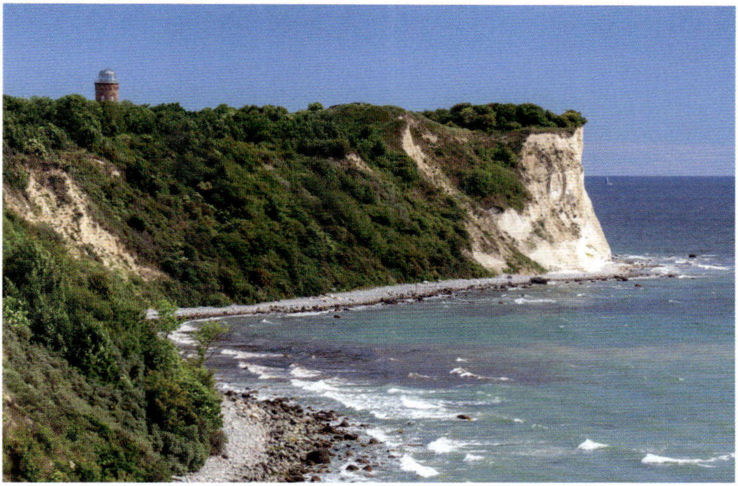

Eines der beliebtesten Ausflugziele Rügens: die Steilküste am Kap Arkona

me dienen den Seefahrern als Gruß und Warnung zugleich. 1895 wurde hier die erste Seenotrettungsstation Deutschlands eingerichtet. Bis 1990 militärisches Sperrgebiet, gehört das Kap heute zu den meistbesuchten Orten Deutschlands. Ca. 800 000 Besucher pilgern jährlich an die Nordspitze.

Sehenswert

Tempelburg Arkona

| Kirche |

Ausgangspunkt für Wanderungen zum Kap ist der Weiler Putgarten. Der Name kommt aus dem Slawischen und bedeutet »unter der Burg«. Denn direkt am Kap befinden sich die Überreste der slawischen Tempelburg, ein Denkmal von europäischer Bedeutung. Darin befand sich das Heiligtum des vierköpfigen Gottes Swantevit, das im Jahr 1168 durch die Dänen zerstört wurde. 2018 jährte sich der Überfall auf die Slawenburg und der Beginn der Christianisierung zum 850. Mal.

Sehenswert

Leuchttürme am Kap Arkona

| Architektur |

8 *Das ungleiche Paar am Nordzipfel ist ein Touristenmagnet*

Die größte Attraktion am Kap sind die Türme. Wie ein ungleiches Paar wirken die beiden Leuchttürme am Hochufer.

ADAC Mobil

Zwischen dem Großparkplatz in Putgarten, dem Kap Arkona und dem Fischerdorf Vitt pendeln ganzjährig gasbetriebene **Arkona-Bahnen**. Die Durchfahrt zur Nordspitze ist nur Feriengästen der Gemeinde, Anliegern und Inhabern einer Ausnahmegenehmigung erlaubt. Wer sich entspannt zurücklehnen und die Natur genießen möchte, kann auch in eine Pferdekutsche steigen. *www.kap-arkona-bahn.de, Parkplatz-Arkona 2,50 €, Kinder 0,50 €*

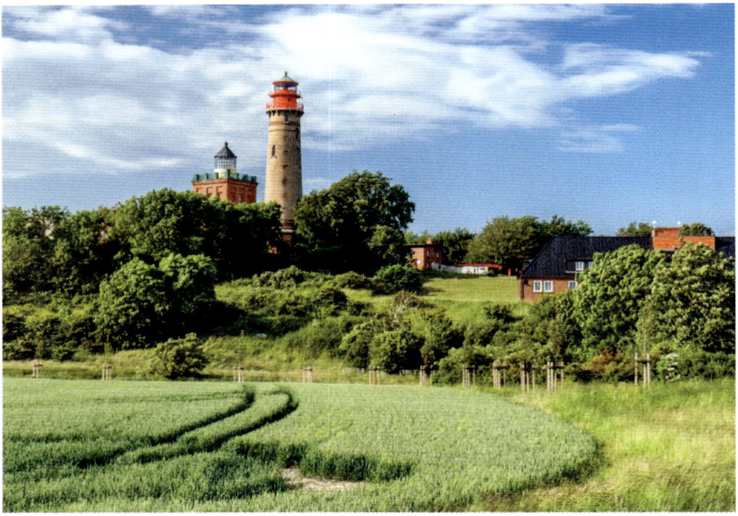

Von den Leuchttürmen am Kap Arkona ergibt sich ein fantastischer Weitblick

Der kleinere, ein 19 m hoher, quadratischer klassizistischer Backsteinbau, wurde wahrscheinlich 1826/1827 nach Plänen von Karl Friedrich Schinkel erbaut und 1828 in Betrieb genommen. Hinter den dicken Mauern befinden sich das Museum Kap Arkona – die Ausstellung widmet sich u. a. Schinkels Kunstschaffen und den Leuchttürmen an der deutschen Ostseeküste – sowie ein Standesamt. Eine gusseiserne Wendeltreppe führt auf eine Aussichtsplattform. Bei guter Sicht reicht der Blick bis zur dänischen Insel Møn. Im Jahr 1902 übernahm der Neue Leuchtturm die Aufgaben seines kleinen Bruders – 36 m hoch und mit einem Signallicht ausgestattet, das nachts alle 16 Sekunden aufblitzt und etwa 40 km weit zu sehen ist. Von oben bietet sich eine fantastische Weitsicht.

■ April–Okt. 11–16 Uhr, neuer Leuchtturm 3 €, Schinkelturm 2 €

Gefällt Ihnen das?

Möchten Sie mehr von Architekt Karl Friedrich Schinkel (1781–1841) sehen, der den Entwurf des kleinen Leuchtturms geliefert haben soll? Dann sollten Sie auch das **Jagdschloss Granitz** (S. 50) besuchen. Der 38 m hohe, extravagante Turm in der Mitte des Schlosses wurde ebenfalls nach Plänen des obersten Baubeamten Preußens errichtet. Weiterhin lieferte er Entwürfe zum Umbau und zur Erweiterung des **Putbuser Schlosses** (S. 42).

Flächendenkmal Arkona

| Architektur |

In einen Marine-Bunker abtauchen, einen Marine-Peilturm besteigen, im Leuchtturmwärtergarten picknicken, im Leuchtturmwärterhaus übernachten oder Ostdeutschlands nördlichsten Zipfel – Gellort mit dem Siebenschneiderstein westlich vom Kap – aus nächster Nähe betrachten: Das Flächendenkmal Arkona ist ein schönes Ziel für einen Familienausflug. Eindrucksvoll ist ein Blick vom Hochufer auf die bis zu 42 m über dem Meeresspiegel ragende Steilküste und die weite Ostsee. Auch der Rügenhof, die Leuchttürme, die Tempelburg und das Fischerdorf Vitt gehören zum Flächendenkmal. Ein herrlicher, 6 km langer Rundwanderweg führt von Putgarten nach Arkona, Vitt und wieder zurück. Unbedingt einen ganzen Tag einplanen. Restaurants und Cafés laden zum Verschnaufen ein.

Gellort

| Landschaft |

Die nördlichste Spitze der Insel Rügen. Sie befindet sich auf dem Wanderweg vom Kap Arkona in Richtung Dranske. Ein Abstieg vom Kliff hinunter zum Siebenschneiderstein, dem viertgrößtern Findling der Insel, ist lohnenswert. Der Panoramablick über die Ostsee macht das Herz weit.

Parken

Als die Kapzone nach dem Mauerfall unter Blechlawinen zu ersticken drohte, ordnete man ein striktes Fahrverbot für das gesamte Flächendenkmal an. Vor Putgarten nimmt ein großer **Parkplatz** Pkws und Busse auf (Pkw 5,50 €, Caravan 8 €, Reisebus 15 €).

Restaurants

€ | Räucherei auf dem Rügenhof Kleiner Imbiss mit Terrasse auf dem Rügenhof mit vorzüglichem Räucherfisch, der vor den Augen der Besucher zubereitet wird. Super Preis-Leistungs-verhältnis. ■ Dorfstr. 22, Putgarten, Tel. 0172/6068033, im Winter geschl.

ADAC Wussten Sie schon?

In der **Tromper Wiek**, der Bucht zwischen den Halbinseln Wittow und Jasmund südlich von Arkona, liegen mehr als 50 gekenterte Schiffe aus dem 18. und 19. Jh. und aus dem Zweiten Weltkrieg.

Cafés

Woody's little Britain Der Engländer Malcolm Woody hat die britische Lebensart nach Putgarten gebracht. Die Speisen sind ausgezeichnet, das Ambiente »very british«. ■ Dorfstr. 23, Putgarten, Tel. 038391/935363, www.woodyslittlebritain.com, tgl. 11–18 Uhr

Einkaufen

Atelier Nordstrand Hier ist das Papier noch handgeschöpft, im Buchdruck veredelt und künstlerisch mit Strandholz und Bernstein verarbeitet. Stefan Gebler, ein gelernter Schriftsetzer und großartiger Maler, ist ein Meister seines Fachs. Vor den Augen der Besucher entstehen die Schriften. Ein Muss für Liebhaber des guten alten Buchdrucks. ■ Dorfstr. 2, Putgarten, www.atelier-nordstrand.de, tgl. 10–19, Winter tgl. 10.30–17 Uhr oder wenn Licht brennt

Rügenhof Arkona Historische Gutsanlage mit Cafés, Kräutergarten, Werkstätten und Läden. In den ehemaligen Pferdeställen kauft man u. a. mannshohe Skulpturen, Körbe, individuellen Schmuck, ausgefallene Mode, Rügener Kreidemännchen oder frisch geröstete Kaffee. Von April bis Oktober findet tgl. ab 10 Uhr ein Trödelmarkt statt. ■ Dorfstr. 22, Putgarten, Kernzeit Mo–So 11–15 Uhr, im Sommer auch länger

Kinder

Arkona-Bahn Die Fahrt mit der gasbetriebenen Bahn (S. 89) ist für Kinder ein Erlebnis.

Wetterstation Interessant ist ein Blick auf die Messtafel des Deutschen Wetterdienstes an der Wendeschleife am Kap (das Kap gehört zu den sonnenreichsten Orten Deutschlands). Die Wetterstation befindet sich in dem roten Backsteinbau direkt gegenüber.

Leuchtturmbesteigung Die Leuchttürme am Kap Arkona sollten unbedingt auf dem Programm stehen, sie sorgen für Spannung und Abenteuer.

Kinderspielplatz Gibt es auf dem Rügenhof (S. 91) in Putgarten.

Wandern

Hochuferweg Die Wanderroute von Juliusruh über Vitt zum Kap Arkona und weiter bis nach Varnkevitz mit Blick auf Steinstrand, Steilküste und die Ostsee gehört zu den schönsten deutschen Wanderwegen.

31 Vitt

Malerisches Fischerdorf in geschützter Bucht mit viel besuchter Kapelle

Das romantische Fischerdorf mit seinen 13 reetgedeckten Häuschen und seiner achteckigen Kapelle schmiegt sich malerisch in eine Ufersenke. 1290 wurde es erstmals urkundlich erwähnt, als dem kleinen Ort das Recht des Fischfangs verliehen wurde. Eine schmale Schlucht führt zum steinigen Ostseestrand. Hier wird die imposante Steilküste vom Kap Arkona sichtbar. Statt Nummern tragen die Häuser runenartige Kennzeichen, jedes Symbol steht für ein Haus und wird auch auf Vieh und Besitz eingebrannt. Als Vitt oder Vitte bezeichnete man früher die Quartiere, die die Fischer während der Heringsfangsaison bewohnten. Hier salzten sie die Meeresbeute ein und legten sie in Tonnen. Heute gibt es noch eine Fischerfamilie in Vitt, die ihren frisch gefangenen Fisch am Hafen räuchert und zum Verkauf anbietet.

ADAC Mittendrin

Beerenstark! Von September bis Anfang Dezember werden Besucher am Kap Arkona zu **Erntehelfern** und lernen, wie die »Zitrone des Nordens« vom Zweig geholt und verarbeitet wird. Mit Handschuhen und Gartenschere ausgestattet, sind sie jeweils montags, mittwochs und freitags auf einer 3,5 ha großen Sanddorn-Plantage zwischen Putgarten und dem Fischerdörfchen Vitt zu Gange. Nach getaner Arbeit geht es in die warme Gutshaus-Stube auf dem Rügenhof. Dort werden die Zweige unter Anweisung von Sanddornbauer Ernst Heinemann von Blätter und Dornen befreit und kommen dann in die Tiefkühlung. Im gefrorenen Zustand lassen sich die kleinen Vitamin-C-Bomben leichter vom Zweig lösen. Anschließend werden sie ausgequetscht. Klar, dass auch probiert wird. Herrlich frisch und säuerlich schmeckt der Saft der kleinen Beeren. Wer möchte, kann sich im Gutshauslädchen gleich mit Sanddorn-Produkten aller Art eindecken.
Rügener Sanddorn-Zentrum, Gutshaus auf dem Rügenhof, Dorfstr. 22, Putgarten, Tel. 03 83 91/43 99 90, Teilnahme kostenlos, Beginn 10 Uhr

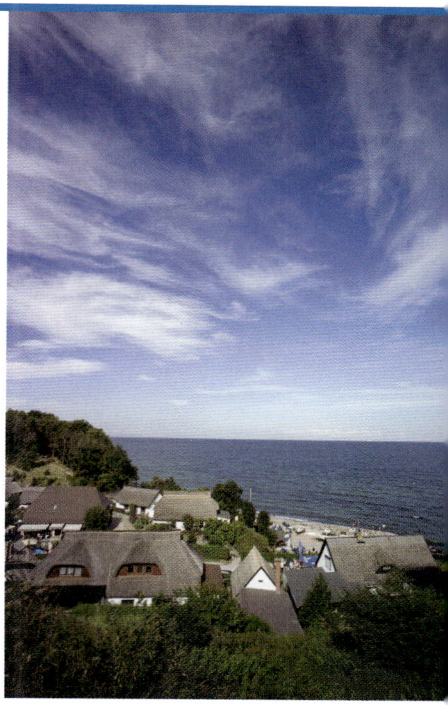

Beschauliche Tage am Meer lassen sich im Fischerdorf Vitt verbringen

Sehenswert

Uferkapelle

| Kapelle |

Da Vitt keine eigene Kirche besaß, mussten die Fischer des Dorfes auch während der Heringssaison Sonntag für Sonntag bei Wind und Wetter von Vitt nach Altenkirchen zum Gottesdienst kommen. Um ihnen den langen Weg zu ersparen, begann der Altenkirchner Pfarrer Kosegarten Anfang des 19. Jh. in Vitt Uferpredigten unter freiem Himmel abzuhalten, die an jedem letzten Sonntag im Monat (Sommer) um 15 Uhr noch heute stattfinden. Später sammelte Kosegarten Geld für den Bau der schlichten achteckigen Kapelle (1806–1816) im hellen Terrakottaton. Der Stralsunder Maler Erich Kiefer fertigte 1893 eigens für die Kapelle eine Kopie von Philipp Otto Runges Altarbild »Christus auf dem See Genezareth« an. Das Fresko »Menschen im Sturm« malte der Italiener Gabriele Mucchi 1960 an die Eingangswand.

■ Oberhalb von Vitt, 1 km südöstl. von Putgarten, im Sommer 10–ca. 17 Uhr

Verkehrsmittel

Das Fischerdorf Vitt bildet eine verkehrsberuhigte Zone, und die Einfahrt ist nur für Feriengäste der Gemeinde, Anlieger und Inhaber einer Ausnahmegenehmigung gestattet. Ab dem **Parkplatz Putgarten** verkehren gasbetriebene Arkona-Bahnen und Kutschen nach Vitt (S. 89).

Restaurants

€€ | Zum Goldenen Anker Urige Fischgaststätte mit saisonalen Fisch- und Fleischgerichten im Ortskern. Wer wenig Zeit im Gepäck hat, keinen Platz im gemütlichen Gastraum oder auf der Terrasse findet, kann ein Fischbrötchen mitnehmen und am Strand genießen. ■

Vitt Nr. 2, Putgarten, Tel. 038391/12134, www.gasthof-vitt.de, tgl. 11–18 Uhr, im Winter geschl., reservieren

In der Umgebung

Riesenberg von Nobbin

| Hünengrab |

Das Stonehenge von Rügen: An der Küste südlich von Vitt befindet sich eine der größten jungsteinzeitlichen Grabanlagen Rügens, der Riesenberg von Nobbin. Das etwa 4500 Jahre alte Megalith- oder Hünengrab mit zwei Grabkammern und zwei mehr als

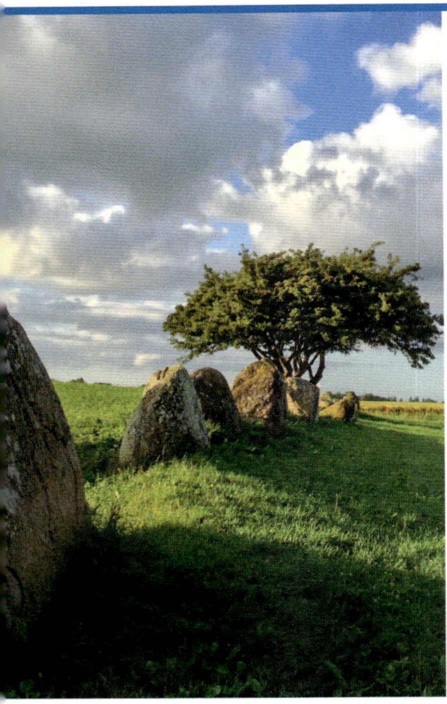

Aus riesigen Steinen besteht die jungsteinzeitliche Grabanlage von Nobbin

3 m hohen Wächtersteinen erinnert an das südenglische Stonehenge. Bei Ausgrabungen wurden u. a. Schädel, Pfeilspitzen aus Feuersteinen und Skelette gefunden, die, wie die Archäologen feststellten, erst um 300 v. Chr. in das Grab gelegt wurden.

■ 500 m östl. von Nobbin, frei zugängl.

32 Bakenberg und die Nordküste

(17) *Einsame Steilküsten und weitläufige Strände an Rügens Nordufer*

Nur wenige Kilometer westlich vom Kap Arkona wartet pure Seligkeit. Das unter Naturschutz stehende Steilufer wird von einem schmalen Buchenforst gesäumt. Unterhalb befindet sich einer der schönsten Strände Rügens, der Nordstrand mit seinem karibischen Flair. Eine steile Treppe führt hinunter. Auf Höhe Schwarbe Siedlung liegt der Märchenwald. Die Bäume hier haben bizarre Formen. Mit etwas Fantasie kann man Figuren und rätselhafte Wesen in ihnen entdecken. Ein großer Kiefernforst erstreckt sich bis zum Bakenberg mit seinem etwa 30 m breiten Sandstrand. Von hier bis Nonnevitz reichte zu DDR-Zeiten das größte Erholungsgebiet Rügens. Am Übergang von Nord- zu Westküste beginnt das neu ausgewiesene Naturschutzgebiet Nordwestküste und Kreptitzer Heide. Die Steilküste hier gehört zu Deutschlands größten Geschiebemergel-Kliffs. Sand, der hier abgetragen wird, wird unter anderem zum Strand am Bakenberg transportiert. In dem idyllischen Naturschutzgebiet befinden sich hölzerne Gehsteige, einige Aussichtsplateaus, Schutzhütten und mehrere Treppenabgänge zum Ufer.

P Parken

Westlich vom Kap Arkona gibt es am Hochufer an der Treppe zum Nordstrand einen **Parkplatz**. Wer zum Märchenwald möchte, fährt über Schwarbe Siedlung und stellt das Auto auf dem Parkplatz am Waldgebiet ab.

Cafés

Eis am Bakenberg Einfaches, kinderfreundliches Café mit leckerem Eis inmitten herrlichster Natur. Ideal für eine Rast an heißen Sommertagen. ■ Mit dem Auto nach Nonnevitz und dann in Richtung Bakenberg, nur während der Saison geöffnet

Sport

Reiterhof Schwarbe Siedlung Tolle Reitanlage fernab der Hauptstraße: gepflegte Pferde, freundliche Helfer, faire Preise. ■ Schwarbe Siedlung 5, Altenkirchen, www.reiterhof-schwarbe.de, geführter Geländeritt 1 Std./20 €

33 Dranske und Bug

Vom Militär- zum Erholungsort mit schönstem Blick nach Hiddensee

Information

■ Fremdenverkehrsamt, Karl-Liebknecht-Str. 41, 18556 Dranske, Tel. 03 83 91/890 07, www.gemeinde-dranske.de, Öffnungszeiten auf telefon. Anfrage

Bodden und Ostsee, Steilküste und feinster Sandstrand, alte reetgedeckte Wohnstallhäuser und Scheunen, restaurierte und in fröhlich-kräftigen Farben gestrichene kasernenartige Bauten. Dranske zeigt sich maritim und abwechslungsreich. Die Geschichte des Ortes im Westen von Wittow ist eng mit dem südlich gelegenen früheren Marinestützpunkt auf der Landzunge Bug verbunden. Mit der Schließung der Militäranlagen auf dem Bug 1990 erlebte der Ort eine starke Abwanderung. Gebäude wurden abgerissen. Neu aufgebaut wurde der Anleger im Wieker Bodden. Von Juni bis September verkehren hier wieder Schiffe zwischen Wiek, Dranske und Hiddensee. Auch eine Umgestaltung des Hafens mit Marina, schwimmenden Ferienhäusern und Werftgebäude ist geplant. Die Geschichte des einstigen Fischerdorfes reicht übrigens bis ins 14. Jh. zurück, erstmals wurde Dranske 1314 urkundlich erwähnt. Das noch heute erhaltene Hügelgrab bei Gramtitz und reiche Bodenfunde sind Zeugnisse der Vergangenheit.

Sehenswert

Marinehistorisches- und Heimatmuseum

| Museum |

Das 1999 eröffnete Museum vermittelt die Geschichte der Halbinsel Bug, der hier einst stationierten Marine- und Fliegereinheiten sowie die dadurch bedingte Entwicklung Dranskes.
■ Schulstr. 19, Dranske, www.bug-wittow.de, Mai–Okt. Mo–Fr 9–12, 13–16 Uhr

ADAC Wussten Sie schon?

Von Mövenort zwischen dem Kap Arkona und Kreptitz sollten ab 1968 Schiffe in die Sowjetunion und nach Schweden ablegen. Die polnische Staatsbahn plante 1963, die Transitgebühren um 170 Prozent zu erhöhen. So wurde fieberhaft nach einer Alternative zum Transitverkehr zwischen der DDR und der Sowjetunion über polnisches Gebiet gesucht. Von riesigen Gleisgebilden zwischen Altenkirchen und der Küste war fortan die Rede. Die Polen besannen sich jedoch und stoppten das Vorhaben. Doch als sie die Gebühren im Jahr 1982 dann tatsächlich um 400 Prozent erhöhten, kam das Hafenprojekt wieder ins Spiel. Allerdings entschied man sich dann für den Standort Mukran. So findet man hier am Mövenort weiterhin schönsten Strand.

Landzunge Bug

| Landschaft |

18 *Seltene Tiere und Pflanzen, wo einst das Militär stationiert war*

Am südlichen Ortsende von Dranske geht die Halbinsel in eine lange schmale Nehrung über. An der Meerseite gibt es einen schönen Strand, der nach ungefähr 1,5 km durch eine Schranke abgesperrt ist. Dort beginnt die Sperrzone, welche die beinahe 10 km lange Landzunge Bug – den größten Sandhaken Rügens – umfasst. Schon von der Kaiserlichen Marina vor rund 80 Jahren eingerichtet, wurde sie von der Reichswehr ausgebaut. Später diente sie als Stützpunkt der 6. Flotille der DDR-Marine. Der südliche Teil des Bugs besteht aus Dünen, Sandflächen, Salzwiesen und einer kargschönen Heidelandschaft und gehört zur Kernzone des Nationalparks Vorpommersche Boddenlandschaft. Seltene Tier und Pflanzen haben sich hier angesiedelt. Über allem zieht der König der Lüfte, der Seeadler, seine Kreise.

■ April–Ende Okt. werden Wanderungen angeboten, Anmeldung beim Fremdenverkehrsamt Dranske (S. 95)

Verkehrsmittel

Nach Dranske verkehren regelmäßig **Busse** der VVR. Während der Saison bestehen **Schiffsverbindungen** nach Wiek und Hiddensee. Kurkarteninhaber (Dranske, Wiek und Breege-Juliusruh) erhalten im Fremdenverkehrsamt Dranske 5 % Rabatt auf den Ticketpreis.

Restaurants

€€ | Schifferkrug Kuhle Angeblich das älteste Wirthaus der Insel. Schon von Weitem ist die Wetterfahne auf dem Dach des roten Lehmhauses zu sehen, in der schon seit 1455 Bier ausgeschenkt wird. Schönes Ambiente, regionale Speisen und dazu kinderfreundlich. ■ Starrvitz 2, Dranske, Ortsteil Kuhle, Tel. 038391/938845, https://schifferkrug-kuhle.de, März–Anf. Nov. u. zum Jahreswechsel tgl. ab 12 Uhr

Cafés

Café Sahne Liebevoll eingerichtetes Café mit netter Bedienung und leckeren Speisen. Besonders zu empfehlen: die Torten und Pizzas. In beidem steckt ganz viel Liebe drin, die man schmeckt (in allen anderen Gerichten natürlich auch). ■ Karl-Liebknecht-Str. 6, Dranske, Tel. 038391/8110, www.cafe-pension-sahne.de, in der Saison tgl. 14–20 Uhr (Di, Mi, Do 14–18 Uhr nur Kaffee und Kuchen), Öffnungszeiten im Winter erfragen

Kinos

Ostseekino Einfaches Kino mit professioneller Bewirtschaftung. Gezeigt werden die besten Filme des Sommers. ■ Kinozelt und Freiluftkino, Starrvitz 15, Dranske, Ortteil Kuhle, www.ostseekino.de, nur im Sommer tgl. 16, 18.30 und 21.30 Uhr, 7,50 €, Kinder 4,50 €

Sport

Rügen Piraten Auf dem Wieker Bodden sind die Piraten los: beim Windsurfen, Kiten, Wellenreiten und Stand-Up-Paddling und Kanufahren. Wer möchte, leiht sich ein Brett und reiht sich ein. Ungeübte können auch Kurse belegen. Wer auf der anderen Uferseite (Ostseeseite) auf den Wellen reiten möchte, sollte Vorsicht walten lassen. Hier reichen Buhnen weit ins Wasser hinein. ■ Am Ufer 14, Dranske, www.ruegen-piraten.de, nur im Sommer, Windsurfen 3 Std.-Crashkurs 50 €, Kiten-Schnupperkurs 30 €/Std., Parkplätze an der Seebrücke oder am Ende der Straße am Sportplatz nutzen

In der Umgebung

Lancken

| Gutshausruine |

Etwa 2 km nordöstlich von Dranske erreicht man Lancken. Was dort neben einer Feriensiedlung wie ein Wäldchen anmutet, geht auf die Gutsherren von der Lancken zurück. Im Jahr 1608 ließen sie hier ein Gutshaus errichten. Im 18. Jh. kam ein barocker Gutspark hinzu. Die Zufahrt liegt an der großen Westummauerung des etwa 3 ha großen Parks, die von einer uralten dreireihigen Lindenallee gesäumt wird. Auch wenn sich das Gutshaus in einem desolaten Zustand befindet und der Park verwildert und mit Büschen zugewachsen ist, so ist die Anlage trotzdem äußerst sehenswert.

34 Wiek

Bodenständiger Hafenort mit weitem Blick auf Bodden und Bug

Information

■ Tourismusinformation, Am Markt 5, 18556 Wiek, Tel. 03 83 91/768 70, www.wiek-ruegen.de, Juni–Aug. Mo–Do 8.30–12, 13–17, Fr bis 16, Sa 9–12, März, April Mo–Fr 9–12, 13–16, Sept.–Feb. Mo–Do 9–12, 13–16, Fr bis 15 Uhr

Wiek heißt Bucht, und so heißt auch der Hauptort am Bodden. Er liegt abseits der großen Durchfahrtsstraße zum Kap an einem der schönsten Radwege Rügens (von der Wittower Fähre aus entlang der Boddenküste). Bis ins 19. Jh. war Wiek ein wichtiger Hafenplatz für die Handelsschiffe, die von der offenen Ostsee in die ruhigen Boddengewässer einfuhren. Die niedrigen, z.T. reetgedeckten Häuser des Orts sind zum Wasser hin orientiert. Im Hafen ist noch das Gerippe einer alten,

Am Fuße des Steilufers bei Dranske erstreckt sich eine weitläufige Strandlandschaft

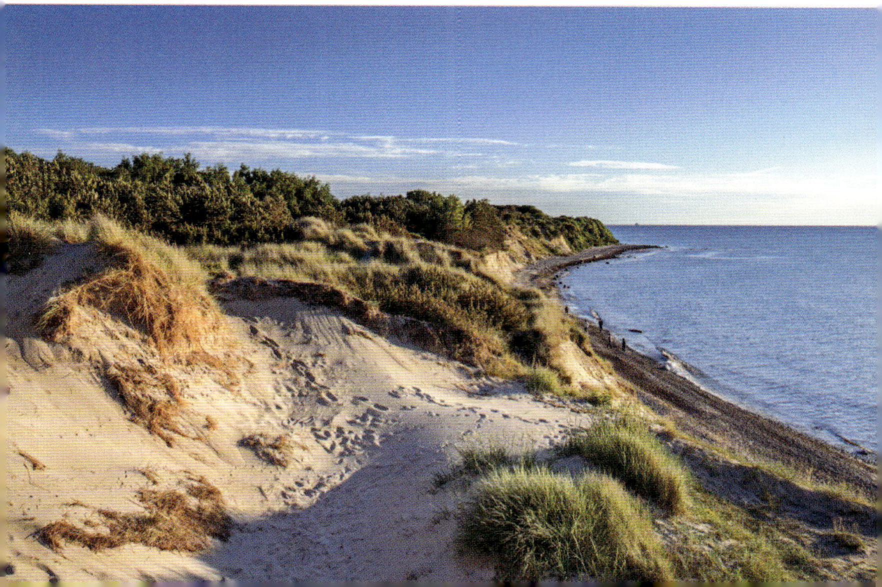

ADAC Mobil

Wer sich den Weg um den Großen Jasmunder Bodden sparen möchte, setzt mit der **Autofähre** von Vieregge bei Trent auf die Halbinsel Wittow über – oder in Gegenrichtung von Wiek nach Vieregge. Das spart rund eine Dreiviertelstunde Autofahrt. Rund 270 000 Personen nutzen diese Möglichkeit jährlich. Die Fahrrinne wird auch im Winter freigehalten. *www.weisse-flotte.de, ganzj., Pkw und Fahrzeuge bis 3 t 4 €, 1,20 €/Pers.*

nach dem Ersten Weltkrieg gebauten Kreideverladebrücke zu sehen, heute eine schwebende Promenade. Der Plan, die am Kap Arkona abgebaute Kreide mit einer Kleinbahn zum Wieker Hafen zu bringen und dort zu verschiffen, wurde nie realisiert. Der Hafen wurde inzwischen zu einem Sport- und Jachthafen ausgebaut.

Sehenswert

Pfarrkirche St. Georg

| Kirche |

Schon von weit her sieht man den verzierten gotischen Giebel der leicht erhöht stehenden und aus dem 14. Jh. stammenden Pfarrkirche St. Georg von Wiek. Zu den Besonderheiten zählen das Reiterstandbild St. Georg aus der ersten Hälfte des 15. Jh. sowie die historische Grüneberg-Mehmel (1826/1876).

■ Am Markt, Ostern–Okt. 8–17 Uhr

Heimatmuseum

| Museum |

Kleines, mit Liebe zum Detail eingerichtetes Museum, das durch Sachspenden möglich wurde. Es vermittelt Einblicke in die Geschichte des Ortes, der jahrhundertelang ein Dorf der Fischer und Segelschiffer war.

■ Gerhart-Hauptmann-Str. 9, www.heimatmuseum-wiek-ruegen.de, Juni–Sept. Mi und Fr 15–18 Uhr und nach Vereinbarung (Tel. 03 83 91/768 70), 1 €

Kunst im Küsterhaus

| Galerie |

Hier findet man Skulpturen und Ölbilder mit großer Strahlkraft (u. a. kleine Küstendörfer der Insel) von der Künstlerin Dany Rohlfs – gemalt und ausgestellt in einem etwa 200 Jahre alten, knallblau gestrichenen Küsterhaus.

■ Küstermarkt 1, Mai–Okt. tgl. 11–18 Uhr, sonst nach Vereinbarung (Tel. 03 83 91/ 43 97 90), Eintritt frei

Restaurants

€€ | Nessy Bistro-Bar-Lounge Ungezwungen plaudern, essen und spielen – beispielsweise Billard – in lockerer Atmosphäre. Ab 18 Uhr wird ofenfrische Pizza serviert. ■ Surf & Kite Camp, Boddenstr. 1, Tel. 0171/818 48 08

€€ | Wiek Huus Kleines, einfaches Lokal an der Hauptstraße mit gutem Essen und beeindruckender Cocktailkarte. Der Service ist schnell und freundlich. ■ Hauptstr. 1, Tel. 03 83 91/939 144, mit kl. Unterbrechungen ganzj. Di–Sa ab 17 Uhr

Cafés

Blumencafé Wie im Garten Eden: Ein lauschiges Plätzchen mit Blumen, süßen Leckereien und viel Nippes. Kinder werden mit den Streicheltieren oder im Sandkasten ihre Freude haben. ■ Gerhart-Hauptmann-Str. 6, Tel. 03 83 91/76 99 32, www.blumencafe-ruegen.de, ganzj. geöffn., von Okt.–April Mo geschl.

Übernachten

Wer Ruhe und Natur statt Trubel sucht, ist in diesem Inselteil richtig. Die Auswahl an Übernachtungsmöglichkeiten reicht auf der Halbinsel Wittow von der Ferienwohnung im Leuchtturmwärterhaus bis zur familienfreundlichen Ferienanlage. Radfahrer werden diesen Landstrich lieben.

Ostseebad Breege-Juliusruh 86

€€ | Hotel Aquamaris Ferienanlage mit mehreren gastronomischen Einrichtungen, Schwimmbad und einem Wellnessbereich. ■ Wittower Str. 4, 18556 Seebad Juliusruh, Tel. 038391/440, www.aquamaris.de

Putgarten 88

€€ | Zum Kap Arkona Ruhiges Hotel mit Restaurant und Panoramaterrasse am Hauptweg zum Kap Arkona. ■ Dorfstr. 22a, 18556 Putgarten, Tel. 038391/4330, www.zum-kap-arkona.de

€€€ | Hofgut Wollin Ein liebenswerter Bauernhof mit 17 Ferienwohnungen und drei Schlaffässern mitten auf Wittow. Der Weg zur Gutsanlage führt an Teichen und Weiden mit hofeigenen Ziegen, Pferden und Ponys vorbei. Auch an die Umwelt wird gedacht: Es gibt handgemachte Seifen aus Sassnitz, gewaschen wird mit Waschnüssen. ■ Wollin 1, 18556 Putgarten, Tel. 038391/431560, www.hof-wollin.de

Bakenberg und die Nordküste 94

€ | Feriensiedlung Schwalbennest Die einfach ausgestatteten Bungalows mitten im Wald sind ideal für Familien. Der Strand ist in wenigen Minuten zu Fuß erreichbar. Mit Restaurant, in dem gutes Essen zu günstigen Preisen angeboten wird. ■ Nonnevitz 21, 18556 Dranske, Tel. 038391/8471, www.windland.de

Dranske und Bug 95

€€ | Ferienwohnanlage »Am Teich« Ferienwohnungen in zwei Landhäusern mit Reetdächern und Klinkerfassaden in einer gepflegten Gartenanlage. Sauna, Dampfbad, Whirlpool sowie Freizeitangebote gehören dazu. ■ Zur Kreptitzer Heide 8/9, 18556 Lancken, Tel. 038391/9150

€€€ | Strandhotel Direkt am Bodden gelegenes Hotel mit modernen Zimmern, Appartements und Suiten. Mit Restaurant, Saunalandschaft und Fitnessbereich. Vor der Tür legen Fähren nach Hiddensee ab. ■ Hafenstr. 4, 18556 Dranske, Tel. 038391/43480, www.strandhotel-dranske.de

Wiek 97

€€€ | Herrenhaus Bohlendorf Gepflegtes Hotel in einem großen, öffentlich zugänglichen Landschaftspark mit gehobenem Restaurant in einem Gutshof von 1794. ■ Bohlendorf 6a, 18556 Wiek Tel. 038391/770, www.herrenhaus-bohlendorf.de

Westrügen, Hiddensee und Stralsund

Abwechslungsreicher geht es nicht: Kranichschlafplatz, Künstlerinsel und eine Altstadt mit beeindruckender Backsteingotik

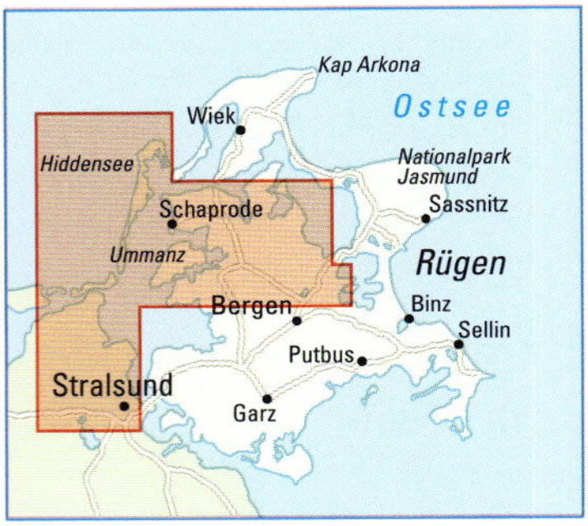

Wer Natur und Ruhe sucht, findet sie besonders im beschaulichen, landwirtschaftlich geprägten Westen Rügens. Lediglich im Frühjahr und Herbst ist hier das Trompeten der majestätischen Kraniche zu hören, die sich auf den Feldern für ihren Weiterflug stärken und in den seichten Boddengewässern zum Schlafen niederlassen. Die stille Schwester Rügens wird Ummanz genannt. Der Bodden zwischen dem 20 km² großen Eiland und Hiddensee ist Deutschlands größtes Stehrevier und bei Surfern beliebt.

Als Insel der Künstler hat sich Hiddensee mit dem berühmten rot-weißen Leuchtturm auf dem Dornbusch einen Namen gemacht. »Stille, stille, dass es nur kein Weltbad werde«, flehte einst Dichter und Nobelpreisträger Gerhart Hauptmann. Und wem der Sinn dann doch nach ein bisschen Trubel steht, der fährt über die Rügenbrücke nach Stralsund und befindet sich inmitten schönster Backsteingotik. In kleinen Gassen laden Geschäfte und Cafés zum Bummeln und Verweilen ein.

In diesem Kapitel:

ADAC Top Tipps:

9 Hiddensee
| Landschaft |

Gerhart Hauptmann, Asta Nielsen, Joachim Ringelnatz – seit jeher ist das »Beiboot von Rügen« beliebtes Urlaubsdomizil von Künstlern und Intellektuellen. Noch heute kann man auf ihren Spuren wandeln. 110

10 Ozeaneum, Stralsund
| Museum |

Die 2010 zum Europäischen Museum des Jahres gekürte Einrichtung beherbergt hinter markanten Rundungen eine faszinierende Ausstellung zum Thema Meer. 6 Mio. Gäste haben das Museum bereits besucht. 119

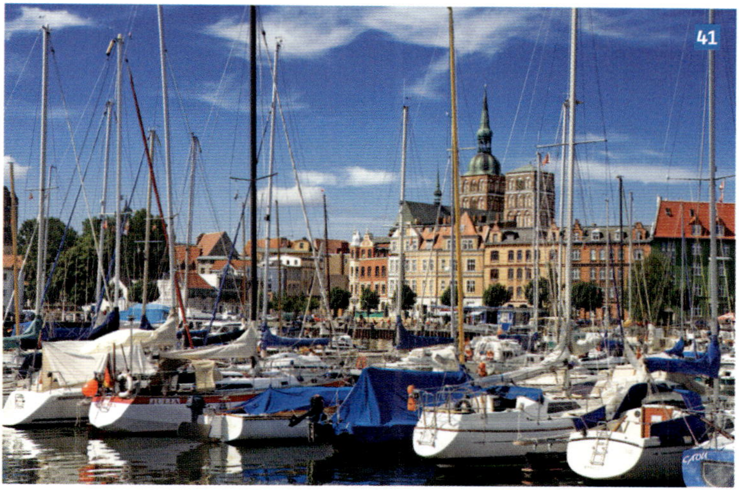

41

ADAC Empfehlungen:

(19) **Kranichbeobachtungsturm Tankow**
| Aussichtsturm |
Wenn die Sonne den Himmel glutrot färbt, fliegen Zigtausende Kraniche zu ihren Schlafplätzen. 107

(20) **Schillings Gasthof, Schaprode**
| Restaurant |
Fleisch vom Öhe-Rind und Fisch von den Kutterfischern. Ein hervorragender Liegeplatz für alle, die Wert auf frische, regionale Gerichte legen. 109

(21) **Eishafen, Schaprode**
| Eisdiele |
Hier legt man gerne an: kreative Eissorten aus eigener Produktion in witzigem Eisladen am Hafen. 109

(22) **Homunkulus, Hiddensee**
| Sammlung |
Der schlichte Bau aus Lärchenholz birgt eine Wunderwelt: Er ist das Zuhause der »stillen Darsteller« der Seebühne. In der Figurensammlung werden auch regelmäßig Veranstaltungen organisiert. 115

(23) **Meeresmuseum, Stralsund**
| Museum |
Hinter alten Klostermauern wird die Geschichte der warmen Meere erlebbar – wieder ab 2023, denn bis dahin wird hier umfangreich umgebaut. 118

(24) **Scheelehof, Stralsund**
| Restaurant |
Hinter einer Renaissancefassade mitten in der Altstadt befindet sich dieses liebevoll gestaltete Romantikhotel mit Restaurant, Kellerkneipe und Kaffeerösterei. 122

(25) **SüdWest, Stralsund**
| Café |
Lifestyle-Café in der Stralsunder Altstadt. Die Gastgeber sind sehr aufmerksam, die Speisen frisch und kreativ zubereitet. 122

35 Ralswiek

Im Sommer fest in Störtebekers Hand: Ein ganzer Ort wird zur Bühne

Im Winter verträumt, im Sommer Ausnahmezustand. Alljährlich in den Sommermonaten wird der malerisch in einer Bucht des Großen Jasmunder Boddens gelegene Ort zur Bühne. Nämlich dann, wenn auf der Naturbühne Geschichten um den legendären Seeräuber Klaus Störtebeker aufgeführt werden. 333 000 Zuschauer sahen die Open-Air-Vorstellungen im Jahr 2019. Ralswiek war einer der wichtigsten Seehandelsplätze der Ranen. Bei Ausgrabungen wurden orientalische Silbermünzen (5.–9. Jh.) und Wrackteile von Ranenschiffen (9.–12. Jh.) gefunden.

Sehenswert

Schloss Ralswiek

| Schlosshotel |

Graf Hugo Sholto Douglas, einer der größten Grundherren der Insel, ließ auf einer Anhöhe mit Blick auf den Bodden 1893 Schloss Ralswiek errichten. Märchenhaft kommt es mit seinen beiden Rundtürmen, der Terrasse und dem Park daher. Auf der rückwärtigen Seite überragt ein weiterer Turm markant den Haupteingang. Eine Besonderheit ist die große Eingangshalle mit Kamin, schmucken Wandvertäfelungen und der Treppe zum Obergeschoss sowie der große Saal nach dem Entwurf des belgischen Jugendtilarchitekten Henry van de Velde (1863–1957). Die Familie Douglas lebte bis zu ihrer Enteignung 1946 in dem prächtigen Schloss. Zu DDR-Zeiten als Pflegeheim genutzt, ist es heute Schlosshotel mit Wellness-Angeboten und ganztägig geöffnetem Restaurant sowie Standesamt.

■ Parkstr. 35, www.schlosshotel-ralswiek.de, kostenfreie Parkplätze am Schloss

Schwedenkapelle

| Kapelle |

Auf Graf Hugo Sholto Douglas, der das Schloss Ralswiek erbauen ließ, geht auch die reizende kleine Schwedenkapelle am Ortsrand zurück. Sie war ein Geschenk des Grafen an die Gemeinde. Er hatte sie auf der Weltausstellung 1907 in Stockholm entdeckt, kaufte sie und ließ sie an ihrem heutigen Standort aufbauen.

Im Blickpunkt

Klaus Störtebeker

Ruschvitz auf Rügen gilt als möglicher Herkunftsort des legendären Seeräubers Klaus Störtebeker, der schließlich 1401 mit seinen Gefolgsleuten in Hamburg öffentlich enthauptet wurde. Sein Schatz soll noch heute in der Piratenschlucht bei Sassnitz versteckt sein, die dem Freibeuter und seinen Mannen als Versteck diente. Ende Juni bis Anfang September werden auf der Naturbühne in Ralswiek vor traumhafter Kulisse die Abenteuer des berühmtesten Piraten des Ostseeraums mit mehr als 150 Mitwirkenden, 30 Pferden, vier Schiffen und einem Feuerwerk aufgeführt. »Im Angesicht des Wolfes« heißt das Stück 2020.

www.stoertebeker.de, Karten ab 12 €, Kinder 8 €

Parken

Für die Zeit der Störtebeker-Festspiele ist der Ort ab den späten Nachmittagsstunden für Autos gesperrt. **Kostenfreie Parkplätze** befinden sich an der B 96 und am Waldrand aus Richtung Patzig kommend. Zwischen der B 96 und dem Ortskern verkehren zwischen 17 und 23 Uhr kleine **Bahnen** im Pendelverkehr (2 €, Kinder 1 €). Wer das Auto zu Hause lassen möchte, kann die **Störtebeker-Busse** der VVR nutzen, die aus allen Inselteilen anfahren.

Restaurants

€€ | **Zum Störti** Gasthaus neben der Naturbühne, hier setzt man auf regionale Küche – von deftig bis raffiniert. ■ Am Bodden 100, Tel. 03838/311018, www.gasthaus-zum-stoerti.de

Sport

Bowling Auf vier Bahnen können Besucher in der Pension zum Schlossgarten Kugeln werfen und sich dann in der angeschlossenen Gaststätte stärken. ■ Parkstr. 44, Tel. 03838/4040020, www.zum-schlossgarten.de, Bahn 19,50 €/Std. (inkl. Schuhe), außerhalb der Saison nach tel. Absprache

In der Umgebung

Woorker Berge
| Gräberfeld |
Etwa 6 km westlich von Ralswiek (zwischen Woorke und Patzig) erstreckt sich ein bronzezeitliches Gräberfeld, auch Woorker Berge genannt. Auf mehreren Feldern sind insgesamt 14 mit Bäumen und Büschen bewachsene, 6 bis 8 m hohe Hügel verteilt.

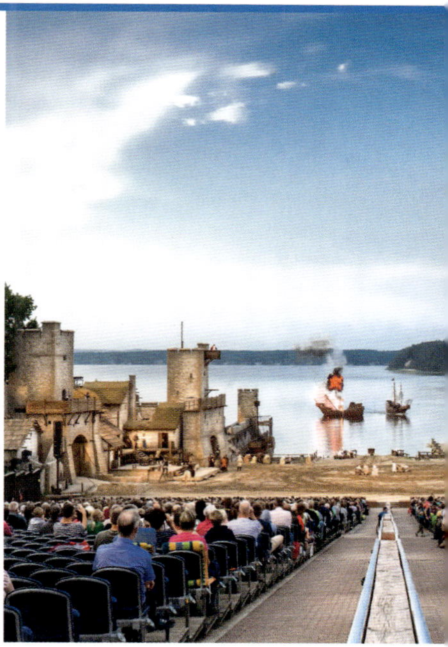

In Ralswiek finden Jahr für Jahr die vielbesuchten Störtebeker-Festspiele statt

36 Großer Jasmunder Bodden

Menschenleere und Himmelsweite – eine kaum berührte Naturschönheit

Wer die Ruhe und Idylle abseits der viel begangenen Routen schätzt, wird diesen Inselteil lieb gewinnen. Da wären etwa die in den Bodden ragende verträumte Halbinsel Lebbin, kleine hübsche Ortschaften wie Rappin und Neuenkirchen und die wildromantischen Naturstrände mit ihren geschützten Buchten. Knapp 60 km² ist der Große Jasmunder Bodden groß. Das stellenweise sehr flache Wasser ist nicht nur für kleine Kinder bestens zum Baden geeignet, sondern auch ein Paradies für Uferangler. Der Nordrügener Bodden mit geringem Salzgehalt wird

Im Blickpunkt

Johann Jakob Grümbke

Die Beschreibungen des Philosophen und bedeutendsten Heimatforschers Rügens (1771–1849) werden vielfach zitiert und dienen als Grundlagen für viele Schriften. Ein Aussichtsturm bei Neuenkirchen trägt seinen Namen. Dieser erhebt sich auf der 44 m hohen Hügelkette Hoch Hilgor. Als Grümbke die Anhöhe einst bestieg, war er von der Aussicht bis »Hiddensee, Jasmund, Wittow und Rügen mit seinen Buchten und Wasserwindungen« überaus angetan.

für seinen Fischreichtum geliebt und geschätzt. Eingerahmt wird er von den Halbinseln Wittow und Jasmund im Norden und dem Muttland im Süden. Im Winter versammeln sich auf dem zugefrorenem Bodden hunderte Singschwäne und Eisenten.

Restaurants

€€ | Andernorts Gemütliches Lokal an der Kirche von Rappin, einem romantischen Dorf mit altem Kopfsteinpflaster, reetgedeckten Häusern und gotischer Backsteinkirche. Große Auswahl an Fischgerichten und Salaten. Juni bis September auch Mittagstisch. ■ Dorfstr. 8–9, Rappin, Tel. 03838/40356 00, www.andernorts-auf-ruegen.de, Mi–Mo 11–21 Uhr, im Winter Öffnungszeiten erfragen

Erlebnisse

Naturerlebnispfad In den Banzelvitzer Bergen bei der kleinen Ortschaft Rappin gibt es einen Erlebnispfad mit Echophon, Holzklangstation, Lupenstation und Streichelzoo. ■ Am Campingplatz Banzelvitz, Eintritt frei

Wandern

Entlang der Boddenküste Diese Wanderung gehört zu den schönsten Rügen-Erlebnissen überhaupt. Hinter dem Dorf Neuenkirchen mit ihrer gotischen Backsteinkirche führt die Straße auf einen bewaldeten Hügel, an dessen Nordseite ein Parkplatz liegt. Von hier aus sind es nur wenige Schritte in den Wald zum Treppenweg auf den Hoch Hilgor mit dem Grümbke-Turm.

Rund um den Tetzitzer See Östlich von Neuenkirchen führt ein Weg über eine Holzbrücke auf den Liddower Haken mit seinem Rittergut Liddow. Einsam und unberührt scheint das sumpfige Land um den Tetzitzer See, den man auf dem Liddower Haken umrunden kann. Bevor man sich dem kleinen Dorf Rappin nähert, steigt das Land zu einem lang gezogenen Höhenrücken namens Banzelvitzer Berge an. 1 km südlich von Rappin verläuft ein Weg nordwestlich über Tribbevitz, am südlichen Ufer des Sees vorbei zurück nach Neuenkirchen.

37 Gingst

Um einen schönen Dorfanger angelegter Ort mit kurzweiligen Attraktionen

Information

■ Tourismusverein West-Rügen, Info-Stube im Museum »Historische Handwerkerstuben«, Karl-Marx-Str. 19, 18569 Gingst, Tel. 038305/53481, www.westruegen.net, Öffnungszeiten telefon. erfragen

Einst waren in Gingst die meisten und wichtigsten Handwerksbetriebe Rügens ansässig – v. a. die Damastweberei genoss einen ausgezeichneten Ruf. In den Historischen Handwerkerstuben sind noch heute traditionelle Geräte zu sehen. Rund um den malerischen Marktplatz befinden sich hübsche, bunte Häuschen mit Geschäften und Gaststuben sowie die Kirche St. Jakobi. Pastor Johann Gottlieb Picht hob 1774 mit Erlaubnis der schwedischen Regierung als erster auf Rügen die Leibeigenschaft auf. Von Gingst aus führen Rad- und Wanderwege in alle Himmelsrichtungen. 2002 und 2004 wurde Gingst in einem inselweiten Ortsbildwettbewerb der Titel »Rügens schönste ländliche Gemeinde« verliehen.

Sehenswert

St. Jakobi

| Kirche |

Die Kirche an der Ostseite des Gingster Marktplatzes wurde im 15. Jh. als dreischiffige gotische Hallenkirche erbaut. Imposant ist der mächtige Turm, der mit einer barocken Haube abschließt. Nach einem Brand 1726 wieder errichtet, erhielt die Kirche im Inneren eine prachtvolle Barockausstattung. Die Orgel, 1790 vom Silbermann-Schüler Christian Kindt geschaffen, erklingt regelmäßig bei Konzerten.

■ Kirchplatz 1, Ostern–Okt. 9–17 Uhr, im Winter auf Anfrage

Historische Handwerkerstuben

| Museum |

In einem Rauchhaus aus dem 17. Jh. und dem benachbarten Efeuhaus (um 1750) sind die traditionellen Geräte von Schuhmachern, Schneidern, Böttchern, Salzwerkern und vielen anderen Handwerkern ausgestellt. In der Museumsscheune befinden sich ein kleiner Laden mit regionalen Produkten und ein reizendes Café. In den Sommermonaten kann man sich samstags zwischen 10 und 16 Uhr mit regionalen Produkten eindecken (Grüner Markt). Der romantische Museumshof ist eine Insel auf der Insel.

In den Historischen Handwerkerstuben in Gingst lebt das traditionelle Handwerk fort

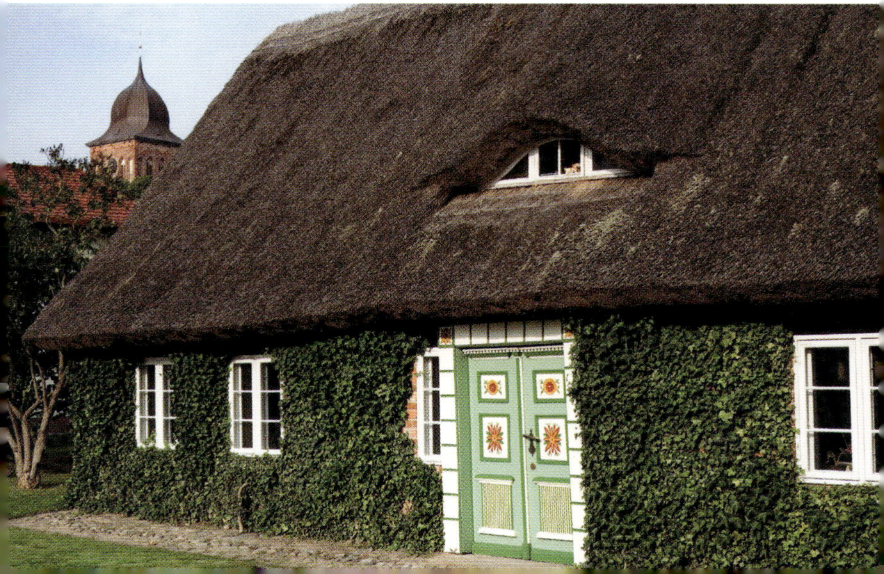

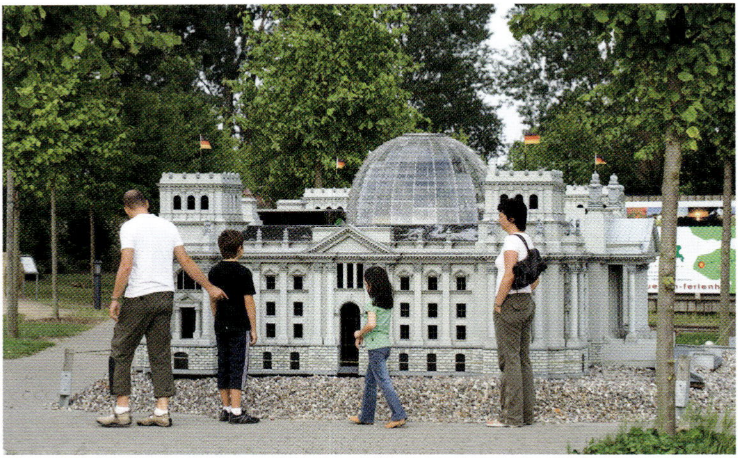

Das Reichstagsgebäude kann man auch auf Rügen sehen: im Rügen-Park in Gingst

■ Karl-Marx-Str. 19/20, Öffnungszeiten erfragen unter Tel. 03 83 05/304 oder 534 81, 3 €, erm. 2,50 €

Restaurants

€€ | Alte Post Stilvolle Weinstube und Café mit großer Auswahl an Flammkuchen und Salaten. Dazu kann man aus mehr als 100 Weinen wählen. ■ Markt 14, Tel. 03 83 05/53 98 37, www.altepost-ruegen.de, Winterpause

Einkaufen

Museumscafé Gingst In der Museumsscheune wird nicht nur ofenfrischer Kuchen serviert. Es gibt auch eine erlesene Auswahl an Rügenprodukten, darunter Literatur und Kunsthandwerk. Im Sommer findet auf dem Museumshof samstags ein Grüner Markt mit regionalen Händlern statt. ■ Karl-Marx-Str.19 a, Tel. 03 83 05/53 99 93, www.museumscafe-gingst.de, im Winter geschl.

Töpferei und feinste Regionalwaren Einer der schönsten Läden weit und breit, der ein sehr großes Angebot an regionalen und saisonalen Produkten in Bioqualität sowie fantasievoll bemalte Gartenfiguren und Fayencen von der Dame des Hauses bereithält. Angeschlossen ist ein kleines Café mit schöner Terrasse. ■ Markt 4, www.toepferei-regionalwaren.de, im Winter eingeschränkte Öffnungszeiten

Kinder

Rügen-Park Das Kolosseum von Rom, der schiefe Turm von Pisa, die Kathedrale Notre-Dame de Paris – in diesem Freizeitpark können sich kleine und große Besucher auf Weltreise begeben. Zu sehen sind 85 maßstabsgetreue Modelle sowie der Nachbau der Insel Rügen. Mit Fun- und Fahrattraktionen, die teilweise extra kosten. ■ Mühlenstr. 22, www.ruegenpark.de, Mitte April–Mitte Juni Di–So 10–18, Mitte Juni–Aug. tgl. 10–18, Ende Aug.–Okt. Di–So 10–17 Uhr, 9,90 €, Kinder nach Größe ab 3 €, Sa (außer Juli, Aug.) je Vollzahler ein Kind frei, kostenfreier Parkplatz am Park

Events

Kunsthandwerkermarkt Alljährlich Mitte August werden der Marktplatz, das Areal um die Kirche und der Museumshof zum Handelsplatz. Professionelle Kunsthandwerker aus ganz Deutschland bieten dann ihre Waren an. Mit originellem Kulturprogramm für Klein und Groß. ■ Informationen über die Info-Stube

In der Umgebung

Schlosspark Pansevitz

| Park |

Traumhafter Landschaftspark im englischen Stil mit Gutshausruine, Liebesinsel, Teichen und Alleen. Unter uralten hohen Bäumen finden Menschen ihre letzte Ruhestätte (Friedwald). Eine Oase der Ruhe mitten auf der Insel.

■ Ganzjährig geöffnet, Eintritt frei, www.stiftung-schlosspark-pansevitz.de, Parken kostenfrei am Park

38 Ummanz

Am Schlafplatz der Kraniche: eine vorgelagerte Insel für Naturfreunde

Information

■ Ummanz-Information, Neue Str. 63 a, 18569 Waase, Tel. 03 83 05/534 81, www.ruegeninsel-ummanz.de, Hauptsaison Mo–Fr 10–16.30, sonst Mo–Fr 10–15 Uhr

Die 20 km² große Insel westlich von Rügen ist ein Naturparadies, das seit 1901 über eine 250 m lange Brücke erreichbar ist. Es gibt einen Hafen, kleine Weiler, eine Haflingerzucht und einen weitläufigen Campingplatz am Bodden. Am frühen Morgen und in der Abenddämmerung im Frühjahr und Herbst sind Kraniche zu sehen, die sich für ihren Weiterflug nach Skandinavien und Osteuropa bzw. nach Spanien und Frankreich stärken. Die schönsten Sonnenuntergänge gibt es an der Westküste mit Blick nach Hiddensee.

Sehenswert

Waase

| Dorf |

Der Hauptort auf Ummanz wartet mit einem denkmalgeschützten Ensemble, bestehend aus ehemaliger Küsterei, Pfarrhaus, der reetgedeckten Scheune, Pferdestall und Marienkirche, auf. Im Kircheninneren steht der prächtigste Altar Rügens, ein äußerst kunstvoller Antwerpener Schnitzaltar von 1520.

Kranichbeobachtungsturm Tankow

| Aussichtsturm |

19 *Schönster Blick auf die Kraniche in der Abenddämmerung*

Die Boddenlandschaft zwischen Ummanz, dem Bug, der Insel Bock und Hiddensee liegt mitten auf der Flugroute der Kraniche. Im Frühjahr und Herbst kann man sie ganz wunderbar beobachten. In Tankow wurde ein hölzernes Beobachtungshäuschen errichtet. Fernglas nicht vergessen.

■ Im Nordosten von Ummanz, frei zugängl., kostenfreie Parkplätze in der Nähe

Kunstgarten

| Künstleratelier |

Sie habe keinen Partner, und die Nächte seien so lang. Das sagt Holzgestalterin Regina Kather auf die Frage hin, wie sie auf die Ideen für ihre außergewöhnlichen Objekte kommt. In ihrem Kunstgarten fertigt sie Möbel und Wildholzkunst. Vor ihrem alten Forsthaus steht eine märchenhafte, drehbare Hütte. ■ Haide 17, www.wildholz-kather.de, auf gut Glück und nach Vereinbarung (Tel. 03 83 05/821 99), Eintritt frei

Freesenort

| Dorf |

Bezauberndes, unter Denkmalschutz stehendes Dorf mit vier Wohnhäusern am südwestlichen Zipfel von Ummanz. Die Hasenburg im Zuckerhutstil zählt zu den ältesten Wohnhäusern Rügens.

Cafés

Café Ummanz In der einstigen Pfarrscheune gibt es die süßen Kreationen der Konditorin Petra Köhler mit schönem Blick auf den Focker Strom. ■ Am Focker Strom 2, Waase, Tel. 03 83 05/56 50 46, info@konditorei-koehler.de, Hauptsaison Di–So, Zwischensaison Fr–So, Nachsaison Sa, So (unregelmäßig) jeweils 12–17 Uhr

Einkaufen

1ste Edeldestillerie Im Sortiment der Edelobstbrennerei finden sich Liköre und Edelobstbrände in Bio-Qualität. ■ Lieschow 17, Lieschow, www.1ste-edeldestillerie.de, April Mo–Fr 10–18, Mai–Okt. Mo–Fr 10–18, Sa 10–12.30, 13.30–18, Nov.–März Mo–Fr 10–16 Uhr

ADAC Wussten Sie schon?

Die **Milch** der **Ummanzer Stuten** wird in der Rugard-Apotheke in Bergen zu Pflegeprodukten verarbeitet. Menschen aus aller Welt schwören auf die Heilwirkung, z. B. bei Hauterkrankungen. *www.stutenmilch-info.de*

Ummanz-Keramik Susan Schmorell stellt hübsche, mit landschaftlichen Motiven bemalte Gebrauchskeramik her. ■ Werkstatt: Neue Straße 63 b, Waase, Hauptsaison Mo–Fr 10–16.30, sonst Mo–Fr 10–15 Uhr; Laden: Neue Str. 63 b, Waase, April–Nov. Mo–Sa 10–18 Uhr, in der Nachsaison kürzer

Kinder

Bauernhöfe Auf den Höfen der Familien Lange in Lieschow und Kliewe in Mursewiek kommen Kinder voll auf ihre Kosten: auf den Spielplätzen, beim Traktorfahren, Reiten, Tiere streicheln und Rudern. Auf beiden Höfen stehen auch Ferienwohnungen zur Verfügung. ■ Bauernhof Kliewe, Mursewiek, www.bauernhof-kliewe.de, Bauer Lange, Lieschow, www.bauerlange.de

Erlebnisse

Haflingerzucht Ummanz Kutsch- und Kremserfahrten, Reiten, Stutenmilchverkostung und Pferdepension ■ Neue Str. 30 a, Waase, Tel. 01 51/20 88 44 22, www.haflingerzucht-ruegen.de, Mo–Fr 8–12, 13–17 Uhr, Sa, So, Fei auf Anfrage

Sport

Ummaii Der Bodden vor Ummanz ist Deutschlands größtes Stehrevier und bietet beste Voraussetzungen zum Windsurfen und Kiten. Ungeübte (auch Kinder) können Kurse buchen. Mit Unterkunft, Baumhaus und Tiki-Bar (unbedingt die Pizza probieren). In den Sommermonaten werden hier großartige Festivals gefeiert. ■ Kite- und Surfschule, Ostseecamp, Suhrendorf, www.ummaii.de, nur in der Saison, Windsurfkurs 9 Std./139 €

39 Schaprode

Reizvoller Fischerort mit schmucker Kirche vis-à-vis von Hiddensee

Als westlicher Hafenort Rügens war Schaprode für den Seehandel und die Fischerei von Bedeutung. Schmucke Häuser säumen die Dorfstraße. Reetgedeckte Fischerhäuser scharen sich um die drittälteste Kirche der Insel, die Anfang des 13. Jh. als romanische Basilika errichtet wurde – Chorraum und Apsis stammen noch aus dieser Zeit – und zur Zeit der Christianisierung Rügens verschiedenen dänischen Bischöfen Asyl bot. Heute ist das Dorf ein Startpunkt für Ausflüge auf die verträumte Insel Hiddensee. Mehrmals täglich legen Fähren und Wassertaxis nach Neuendorf, Vitte und Kloster ab.

Parken

Am Ortseingang steht ein bewachter **Großparkplatz** für Tagesgäste zur Verfügung (3,50 €/Tag) und direkt am Hafen einer für Mehrtagesgäste (3,50 €/Tag, wenn man länger als einen Tag bleibt 2 €/Tag). Im Ort gibt es mehrere kleine Privatparkplätze (ab 2 €/Tag).

Restaurants

€€ | **Alte Schule** Dieses Gasthaus macht seinem Namen alle Ehre. Urige Atmosphäre, frische Speisen und herzliche Gastgeber zeichnen diese Gaststube an der Kirche aus. ■ Lange Str. 32a, Tel. 038309/1454, www.restaurant-zur-alte-schule.de, Mo–So 12–22 Uhr

20 €€ | **Schillings Gasthof** Hier kehrten schon Asta Nielsen und Gret Palucca ein. Traditionsreicher Gasthof am Hafen mit liebevoll eingerichteten Stuben und Fischhaus. Bunte Wände, Kachelöfen, alte Bilder und Holzmöbel verströmen ein wohlig-warmes Flair. Auf der Karte stehen Rindfleisch von der Insel Öhe gegenüber und Fisch der Hiddenseer Kutterfischer. Mit kleinem Hofladen. ■ Hafenweg 45, Tel. 038309/1216, www.schillings-gasthof.de, Mo–Do ab 16, Hauptsaison tgl. ab 12 Uhr

Cafés

21 **Eishafen** Witziges Eislädchen am Hafen, das selbstgemachte, kreative Eissorten wie Birnen-Riesling-Sorbet und Eierlikör mit Trüffelcrisp im Angebot hat. Ein absolutes Muss für Naschkatzen. ■ Lange Str. 40, www.eishafen.de, nur in der Saison

Einkaufen

Bio-Gärtnerei Zubzow Drei junge Frauen bauen auf einer Fläche von etwa 2000 m² Obst, Gemüse, Blumen und Kräuter nach den Kriterien des ökologischen Gartenbaus an. Frischer geht es nicht. Verkauft wird direkt ab Hof. ■ Zubzow 1, Trent, Zubzower Allee, dann links in eine ungepflasterte Straße abbiegen und dem Feldweg folgen, Tel. 038309/229166, www.zubzoweins.de

In der Umgebung

Herrenhäuser

| Denkmal |

Auf dem Weg nach Schaprode führt der Weg durch Trent, dessen trutziger Kirchturm mit seiner barocken Haube schon von Weitem zu sehen ist. In Dörfern links und rechts der Hauptstraße gibt es mitunter prächtige Herrenhäuser zu bestaunen, beispielsweise in Venz oder in Granskevitz.

40 Hiddensee

Inselparadies zwischen Wind und Dünen

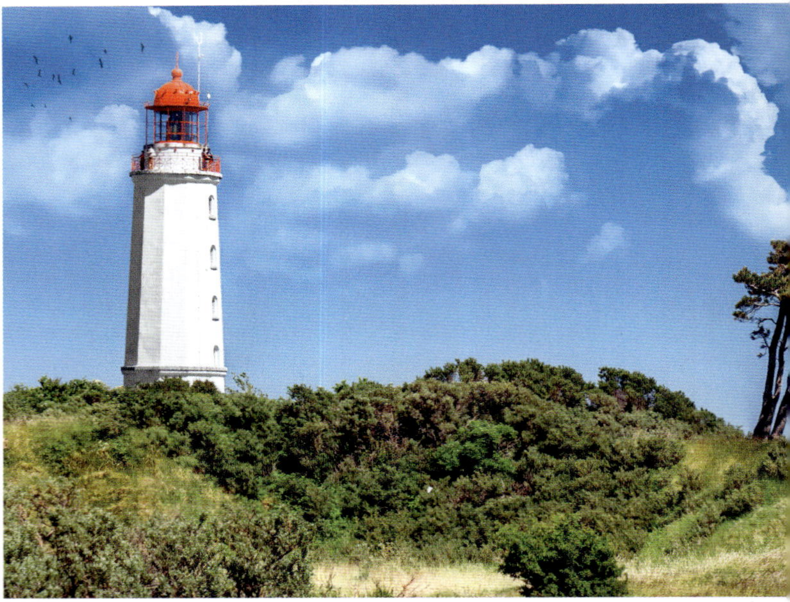

Das Wahrzeichen Hiddensees ist der Leuchtturm auf dem Dornbusch

Information

■ Insel Information Hiddensee, Achtern Diek 18 a, 18565 Vitte, Tel. 038300/608685, www.seebad-hiddensee.de, Mai–Okt. Mo–Fr 9–12.30, 13–17.30, Sa, So 9–15.30, Nov.–April Mo–Fr 9–15.30 Uhr; Hafencenter, Hafenweg 15, 18565 Kloster, Tel. 038300/60654, Mai–Okt. Mo–Fr 9.30–13, 13.30–17.30, Sa, So bis 14.30 Uhr

9 *Schönste Sandstrände, kleine Ortschaften und sanftes Hügelland*

»Stille, stille, dass es nur kein Weltbad werde«, flehte einst Literaturnobelpreisträger Gerhart Hauptmann. Still wird es auf Rügens kleiner Schwester nur, wenn die Tagestouristen die Insel verlassen, und außerhalb der Saison. Die 18,6 km lange und 16,8 km² große Insel gehört zu Recht zu den beliebtesten Ausflugszielen. In der Hauptsaison ist es fast aussichtslos, spontan noch ein freies Bett zu finden. Besucher haben die Wahl zwischen traditionellem Fischerdorf, belebtem Künstlerort, eindrucksvollen Kunst- und Kulturschauplätzen, Hügelland mit steil aufragender Küste und 13 km langem feinsten Sandstrand mit atemberaubenden Sonnenuntergängen. Hier war schon Dichter Joachim Ringelnatz bernsteinsuchend unterwegs, doch nur Schnaps findend. Wahrzeichen ist der Leuchtturm Dornbusch im hügeligen Norden.

Plan S. 113

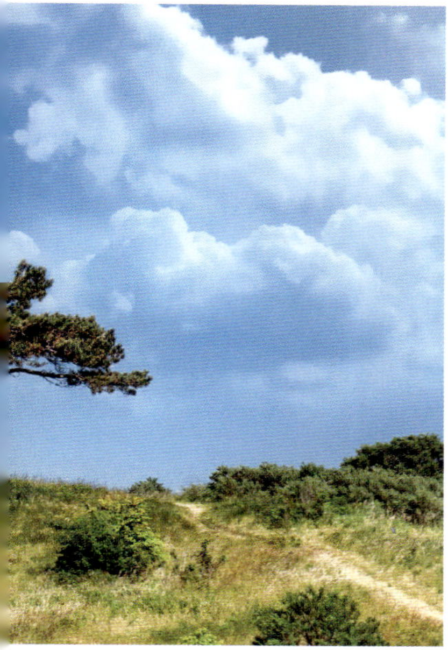

Sehenswert

1 Gellen

| Landschaft |

Aus der Vogelperspektive lassen sich die Strandwälle der Landzunge Gellen im Süden von Hiddensee besonders gut erkennen. Der südlichste Teil ist ein wichtiges Naturschutzgebiet, gehört zur Kernzone des Nationalparks Vorpommersche Boddenlandschaft und ist für Wanderer gesperrt. Hier wachsen seltene Pflanzen wie das Wollgras und der Sonnentau. An der nördlichen Grenze des Gellens wurde 1904 das 12 m hohe Leuchtfeuer Gellen errichtet, das die nördliche Einfahrt zum Gellenstrom markiert. Der Leuchtturm stammt aus der gleichen Werkstatt wie die Leuchtfeuer Ranzow und Kolliker Ort. Auf der Ostseeseite befindet sich ein wunderbarer Sandstrand.

2 Neuendorf

| Dorf |

In Neuendorf geht es beschaulich zu. Auf einer Wiese stehen weiße Häuser mit Reetdach. Wäsche flattert im Wind. Hinter der Düne trifft man auf einen wunderschönen Sandstrand. Wer sich für die Geschichte der Fischerei interessiert, kann das Fischereimuseum »Lütt Partie« besuchen. In einem ehemaligen Reusenschuppen erfahren Besucher aus erster Hand alles rund um das Thema Fischerei. Die Themen »Heringe, Fische um Hiddensee, die Fischer der Insel, Hausmarken und Inselköök« spielen in dem neuen Reusenschuppen »Groot Partie« eine Rolle. Auch Theater und Lesungen finden dort statt.

■ Fischereimuseum: Pluderbarg 7, Jan.–März Di–Do 12–16, April–Okt. Mo–Sa 12–16, Nov., Dez. Di–Do 12–16 Uhr, Spende erbeten, Groot Partie: Königsbarg 8, geöffnet auf Anfrage und bei Veranstaltungen (Tel. 03 83 00/60 86 85), Eintritt frei

ADAC Spartipp

Wer eine Tagestour nach Hiddensee plant, kann sein **Fahrrad** getrost in der Garage stehen lassen. Es ist günstiger, sich auf der Insel ein Rad zu mieten. Die Leihgebühr beträgt ab 5 €/Tag, ein Ticket mit Fahrradtransport kostet 7 €. Fahrradverleihe befinden sich in allen Inselorten.

3 Vitte

| Dorf |

Vitte ist der größte Ort auf Hiddensee und zugleich Hauptort der Insel. Sehenswürdigkeiten sind hier unter anderem die Blaue Scheune mit dem fröhlich wuchernden Garten und den Malereien des Künstlers Günter Fink, das Homunkulus mit der Figurensammlung der Seebühne Hiddensee (S. 115), das für die Öffentlichkeit zugängliche Sommerhaus **»Karusel«** der Stummfilmschauspielerin Asta Nielsen und das Hexenhaus, das zu den ältesten Wohnhäusern der Insel gehört.

■ Blaue Scheune: im Sommer Mi und So (siehe Aushang am Gartentor), Asta-Nielsen-Haus: www.asta-nielsen-haus.de, April, Okt. Mo, Di, Do–Sa 11–15, Mai–Sept. Mo, Di, Do–Sa 11–16, Nov.–März Di, Do 10–13 Uhr, 2,50 €, Hexenhaus: geöffnet zum Tag des offenen Denkmals im Sept.

4 Kloster

| Dorf |

Kloster mit seinen Galerien, dem Heimatmuseum mit der Nachbildung des Hiddenseer Goldschatzes, dem öffentlich zugänglichen Gerhart-Hauptmann-Haus – einst das Feriendomizil des Dichters – und der Inselkirche mit ihrem bezaubernden Rosenhimmel ist das kulturelle Zentrum Hiddensees. Auf dem Inselfriedhof liegen bekannte Persönlichkeiten wie die Tanzpädagogin Gret Palucca und Regisseur Walter Felsenstein begraben.

■ Heimatmuseum: Kirchweg 1, www.heimatmuseum-hiddensee.de, April–Okt. tgl. 10–16, sonst Do–Sa 11–15 Uhr, 5 € (mit Kurkarte 3,60 €), Jugendl. 2 €, Kinder (bis 12 Jahre) frei, Gerhart-Hauptmann-Haus: Kirchweg 13, www.hauptmannhaus.de, Mai–Okt. Mo–Sa 10–17, So 13–17, sonst Di–Sa 11–15/16 Uhr, 6 €, Kinder 4 €

Im Blickpunkt

Altbessin und Neubessin

Die beiden Sandhaken am Nordende Hiddensees sind der Altbessin und der Neubessin. Der südliche Teil des Neubessins ist ein wichtiges Brutgebiet für Küstenvögel und als Kernzone des Nationalparks Vorpommersche Boddenlandschaft vollständig gesperrt. Von einem Beobachtungsturm an der Südspitze des Altbessins kann man Tausende von Wattvögeln, Gänse und Enten beobachten.

5 Dornbusch

| Landschaft |

Hinter Kloster steigt das Land steil zu dem teils lehmig-sandigen, teils aus steinigen Geschiebemergeln bestehenden Höhenrücken des Dornbuschs an. Sehr eindrucksvoll ist ein Besuch zur Sanddorn-Zeit, der hier in großer Zahl wächst. Auf dem 72,5 m hohen Bakenberg steht der 27,5 m hohe Leuchtturm Dornbusch. Der 12-eckige, weiß verputzte Klinkerbau entstand in den Jahren 1887/1888. Das letzte Leuchtturmwärterpärchen Deutschlands hat den Turm 1998 verlassen. Der Blick von der Plattform reicht bis nach Stralsund. An der Nordwestseite endet die hügelige Landschaft in einem jäh abfallenden Steilufer, an dessen Fuß ein geschützter Sandstrand liegt. Dieser kann über den Abstieg durch die Svantevitschlucht beim Leuchtturm erreicht werden. Am Boddenufer des Dornbuschs liegt Grieben, der älteste Ort der Insel. Bauernhöfe mit herrlichen Blumengärten und Fischerkaten prägen das dörfliche Bild des winzigen Weilers.

Verkehrsmittel

Da die Insel für den privaten Autoverkehr gesperrt ist, sind der **Inselbus** (nur wochentags), **Fahrräder** und **Pferdekutschen** die Fortbewegungsmittel der Wahl. Die Anreise zur Insel erfolgt mit dem **Schiff** von Zingst (März–Okt.), Stralsund (April–Okt. und über den Jahreswechsel) oder Rügen (tgl. bis zu 16 Abfahrten) aus. Eilige nehmen das Wassertaxi. Häfen befinden sich auf Hiddensee in Neuendorf, Vitte und in Kloster. ■ www.weisse-flotte.de (ganzjährig), www.reederei-kipp.de (nur in der Saison)

Restaurants

€ | **Fischkutter** Nirgends auf der Insel kann man authentischer Räucherfisch genießen als auf dem Kutter. Im Hafen Kloster liegen gleich zwei. Da wäre einmal der Fischkutter von Thomas Gens, auch Bürgermeister des Seebades, und dann der Fischkutter »Willi«. Beide sind einen Besuch wert. ■ Hafen Kloster, nur in der Saison, Plan S. 113 a1

€ | **Inselfisch** Einfacher Imbiss mit Räucherfisch frisch aus dem Rauch, Frischfisch und hausgemachte Fischspezialitäten in Hafennähe. Die Fischbuletten sind der Hit. ■ Achtern Diek 12, Vitte, Tel. 038300/609509 bzw. 0151/27139590, in der Saison und zum Jahreswechsel, Mi geschl., Plan S. 113 a2

€€ | **Das rote Haus** Schlicht und modern eingerichtetes Restaurant in einem schwedenroten Holzhaus – direkt neben der Seebühne gelegen. Auf den Tisch kommen liebevoll zubereitete Gerichte, die Bedienung ist äußerst freundlich. ■ Wallweg 2, Vitte, www.dasrotehaushiddensee.de, in der Saison tgl. ab 16 Uhr, Plan S. 113 a2

€€ | **Stranddistel** Spätestens seit dem Erscheinen des Hiddenseeromans »Sanddornduft« (Gmeiner Verlag 2014) hat sich herumgesprochen, dass man hier gut und preiswert essen kann. Dazu empfiehlt der Gastgeber Hiddenseer Pils und Single Malt Whiskey. ■ Plogshagen 15, Neuendorf, Tel. 038300/393, www.stranddistel-hiddensee.de, Fr geschl., Reservierung ist unbedingt ratsam, Plan S. 113 a3

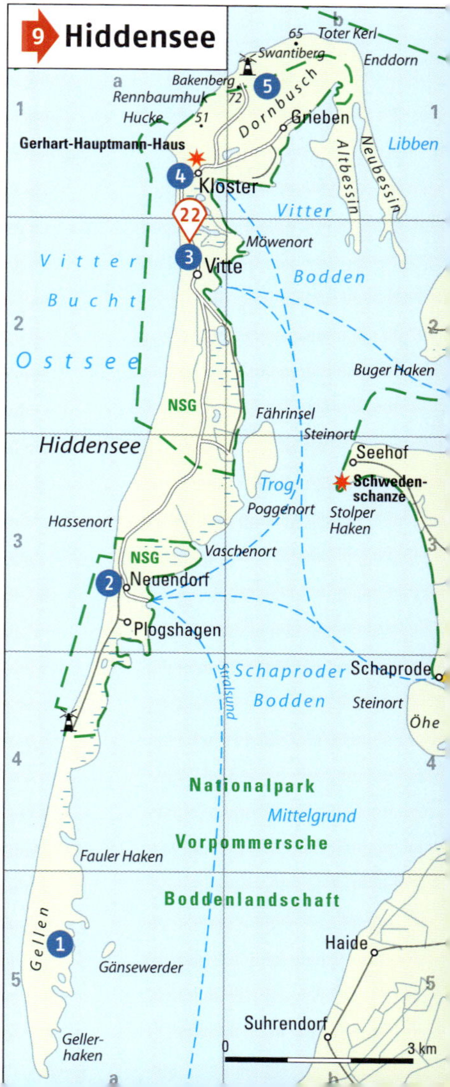

Cafés

Tante Hedwig Modernes Café und Hofladen mit regionalen Speisen und Produkten in Hafennähe. Wenn in der Nebensaison fast alle Cafés auf Hiddensee geschlossen haben, steht die Tür hier meistens offen. ■ Wiesenweg 8, Vitte, tgl. ab 8 Uhr, Plan S. 113 a2

Rosi Gutbürgerliche Küche und hausgemachte Blechkuchen, mit Biergarten und Veranda. Spezialität des Hauses ist der Sturmsack, ein riesiger Windbeutel mit Eis und Schlagsahne. ■ Pappelallee 11, Neuendorf, Tel. 038300/50168, www.cafe-rosi.de, April–Okt. Di–Sa 12–21 Uhr, Plan S. 113 a3

Schmuckbar In einem Neubau ist dieses moderne Café zu finden, in dem es auch allerlei Mitbringsel für die Lieben zu Hause gibt: Das Angebot reicht von Gedrucktem über Schmuck bis hin zu Textilem. Kaffee und Sandwiches sind extrem lecker. ■ Zum Hochland 1, Kloster, Tel. 01577/2540813, in der Saison tgl. ab 10 Uhr, Plan S. 113 a1

Sommerpalast Ein idyllisches Café in Vitte am Hauptweg nach Kloster mit Eismanufaktur und kleinem Lädchen. Beliebt sind die Terrassenplätze im Schatten der hochgewachsenen Bäume. Drinnen nimmt man auf Omas Sofa Platz. ■ Norderende 156, Vitte, Tel. 038300/603951, nur in der Saison tgl. ab 12 Uhr, Plan S. 113 a2

Einkaufen

Galerie Dwarslöper In dieser Sommergalerie an der Laufmeile von Kloster bieten verschiedene inselverbundene Künstler ihre Produkte an. Etwa alle drei Wochen wechseln die Ausstellungen. ■ Kirchweg 26, Kloster, Tel. 038300/60429, Plan S. 113 a1

Im Blickpunkt

Hausmarken

Hiddenseer kennzeichneten ihr Hab und Gut früher mit runenartigen Zeichen. Noch heute sind sie an Häusern zu finden. Im Heimatmuseum in Kloster (S. 112) und im Fischereimuseum in Neuendorf (S. 111) gibt es umfassende Informationen und Ausstellungsstücke.

Kinder

Lütt-Matten- (in Neuendorf) und **Seepferdchen-Treff** (in Vitte am Hafen) In beiden Einrichtungen finden in der Saison mehrmals wöchentlich Kinderveranstaltungen statt. ■ www.seebad-hiddensee.de, Plan S. 113 a2 und a3

Bibliothek in Vitte Dort stehen eine Vielzahl von Kinderbüchern in den Regalen. ■ Im Henni-Lehmann-Haus, Wiesenweg2, Vitte, Plan S. 113 a2

Zeltkino in Vitte Hier werden regelmäßig Kinderfilme gezeigt. Klassiker: der auf Hiddensee gedrehte Streifen »Lütt Matten und die weiße Muschel«. ■ www.zeltkino-hiddensee-aktuell.com

Bernsteinwerkstatt in Vitte Hier können die Kids eigene Schätze bearbeiten. ■ Norderende 142, Vitte, www.bernsteinwerkstatt-vitte.de, Plan S. 113 a2

Homunkulus Figurensammlung in Vitte Hier kann man die »stillen Darsteller« der Seebühne (S. 115) bestaunen. Es finden auch regelmäßig Veranstaltungen für die Jüngsten statt.

Museumsführungen Das Heimatmuseum (S. 112) sowie das Gerhart-Hauptmann-Haus (S. 112) in Kloster bieten spezielle Führungen für die kleinen Urlaubsgäste an.

Events

Kapitänsabend Ein- bis dreimal monatlich kommen Segler und Einheimische am Hafen in Kloster zum geselligen Feiern zusammen: mit Bier vom Fass, Bratwurst und Livemusik. Der alljährliche kulturelle Höhepunkt ist das **Hafenfest** im Juli. ■ Seglerhafen Kloster, Termine unter www.seebad-hiddensee.de, Ende Mai–Anf. Okt., Plan S. 113 a1

Erlebnisse

22 **Homunkulus** Vorwiegend maritime Stücke mit ironischen Anspielungen auf Hiddensee stehen auf dem Spielplan der Seebühne Hiddensee, ein privates Kammertheater in Hafennähe in Vitte. Meisterhaft verkörpert Gründer und Puppenspieler Karl Huck mehrere Figuren gleichzeitig. Die Figuren und Requisiten können im Homunkulus, einem schlichten Bau hinter dem Edeka-Markt, bestaunt werden. Auch hier finden regelmäßig Veranstaltungen statt. ■ Homunkulus: Norderende 181, Vitte, Öffnungszeiten s. Aushang, 1 €, Seebühne: Kartenvorbestellung am Museum o. Tel. 038300/60593, www.theater.hiddenseebuehne.de, bei Interesse an einem Stück in der Seebühne einfach in die Liste neben der Tür eintragen, Plan S. 113 a2

ADAC Mittendrin

Beim **Drachenfest** in Grieben, dem kleinsten Ort auf der Insel, trifft man die Einheimischen. Jährlich im Sommer organisiert der Dorfverein »Die Griebener« liebevoll dieses Fest für Bewohner und Gäste – mit Spielen für die Kleinen und Tanz für die Großen.

Inselführungen Wer mehr über die wechselvolle Geschichte der Insel erfahren will, kann an Führungen und Vorträgen teilnehmen. Neben den Führungen mit Mitarbeitern der Insel-Information (S. 110), können Besucher auch mit Verlegerin und Autorin Ute Frisch (Verlag Jena 1800) auf den Spuren von Dichter Joachim Ringelnatz, Stummfilm-Diva Asta Nielsen und anderen Prominenten wandeln. Mehr über die DDR-Geschichte, zu den Malweibern, über Wissenschaftler und die Kulturgeschichte der Insel weiß auch Inselführerin, Verlegerin und Autorin Marion Magas, die in der Saison Führungen und Vorträge anbietet. ■ www.kuenstlerinsel-hiddensee.de und www.hiddenseekultur.de

Sport

Surf- und Segelschule Windsurfen, Segeln, Catamaransegeln, SUP bietet die Surf- und Segelschule an. Ungeübte buchen Schnupperkurse. Fortgeschrittene mieten sich Ausrüstung, Kajaks oder Angelboote und starten ins Abenteuer. ■ Norderende 163, gegenüber der Mühle, Vitte, www.surfundsegelhiddensee.de, ab Mai, Windsurfkurs 10 Std./170 €, SUP 1,5 Std./35 €, Plan S. 113 a2

In der Umgebung

Fährinsel

| Landschaft |

Vor dem breitesten Teil der Dünenheide liegt die Fährinsel, nur durch eine schmale Meerenge von Hiddensee getrennt. Früher lebten hier Fährleute, die noch bis 1952 den Transport von Reisenden und Waren zwischen Hiddensee und Rügen übernahmen. Heute ist sie ganz den Vögeln vorbehalten.

41 Stralsund

Hansestadt mit stolzer Vergangenheit und urbanem Flair

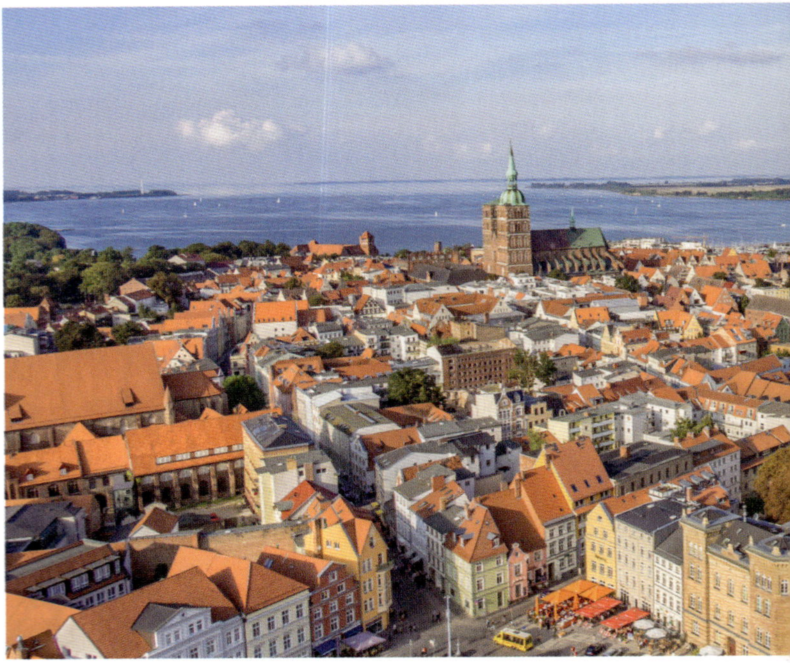

Blick auf die Altstadt von Stralsund mit Nikolai- (links) und St.-Jakobi-Kirche (rechts)

Information

- Tourismuszentrale der Hansestadt Stralsund, Alter Markt 9, 18439 Stralsund, Tel. 038 31/246 90, www.stralsundtourismus.de, Mai–Okt. Mo–Fr 10–18, Sa, So, Fei 10–15, Nov.–April Mo–Fr 10–17, Sa 10–14 Uhr
- Parken siehe S. 120

Die Hansestadt am Strelasund, einer Meerenge, die die Insel Rügen vom Festland trennt, gehört mit ihrem Hafen, Speichern, Giebelhäusern und drei großen gotischen Kirchen zu den schönsten Städten der Welt. Nicht ohne Grund wurde die Altstadt gemeinsam mit der Hansestadt Wismar 2002 ins UNESCO-Welterbe aufgenommen. Stralsund verheißt mit warmen Farben und wehrhaften Mauern Geborgenheit und Schutz, Eigenschaften, die schon die Seefahrer im 13. Jh. zu schätzen wussten, wenn sie aus Bergen, Riga oder St. Petersburg kamen, um Pelze und Baustoffe gegen Tabak, Salz und Tuche einzutauschen. Hinter meisterlich gestalteten Backsteinmauern verbergen sich Cafés und Geschäfte, Museen und Galerien. Fährschiffe legen nach Rügen und Hiddensee ab, zwei Brücken führen hinüber zur Insel.

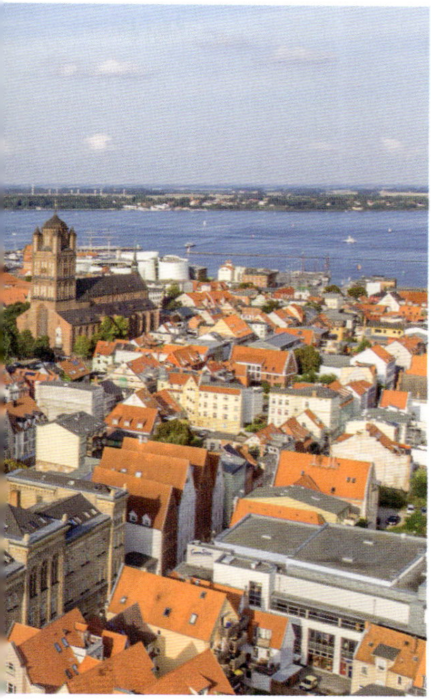

Plan
hintere Umschlagklappe

Sehenswert

1 Altstadt

| Architektur |

Die zum UNESCO Welterbe gehörende Altstadt ist eine gut gefüllte Schatzkammer. Giebelhäuser, Tore und Stadtmauer sind hier zu bestaunen. Zu den prächtigsten Bauten gehören das zum Hotel ausgebaute Scheelehaus in der Fährstr. 23 sowie das Giebelhaus schräg gegenüber, ein Renaissancebau mit einer sehr gut erhaltenen Fassade und Bogenfenstern. Das Theater Vorpommern am Olof-Palme-Platz strahlt nach umfangreicher Restaurierung wieder im alten Glanz. Die schönsten Häuser der Stadt mit den typisch hochgezogenen Giebeln des Hanse-Baustils sind das nach dem damaligen Bürgermeister Bertram Wulflam benannte Wulflamhaus am Alten Markt, das Haus Mühlenstr. 1 als ältestes Giebelhaus Stralsunds (Ende 13. Jh.), das prächtige Dielenhaus aus dem 15. Jh. in der Mühlenstr. 3 und der Kampische Hof, eine Dreiflügelanlage aus dem 14./15. Jh.

In einem Teil des ehemaligen Katharinenklosters befindet sich das Stralsund Museum mit Ausstellungen zur Archäologie und Stadtgeschichte sowie zum Kunsthandwerk. Kostbarstes Ausstellungsstück ist der aus 16 Teilen bestehende Hiddenseer Goldschatz. Die Schiffercompagnie und das Heilgeistkloster in der Frankenstraße sowie die Heilgeistkirche mit ihrer geschnitzten und ganz mit wildem Wein zugewachsenen Tür sind lohnenswerte Ziele am Altstadtrand. In der Ossenreyerstr. 1 gibt es eine kleine, feine Welterbe-Ausstellung (tgl. 10–17 Uhr, Eintritt frei).

■ Stralsund Museum: Mönchstraße 25–28, www.stralsund-museum.de, Di–So 10–17 Uhr, 6 €, Kinder 3 €, der Hauptstandort im Katharinenkloster ist bis voraussichtlich Frühjahr 2021 geschl.

2 Marienkirche

| Kirche |

Von dem 104 m hohen Turm mit der barocken Haube bieten sich beste Aussichten. 366 Stufen sind zu erklimmen, bevor man die 90 m hohe Plattform erreicht. Die Marienkirche entstand im 13. Jh. als Gemeindekirche der expandierenden Neustadt Stralsunds. Mächtige Säulen stützen das hohe Gewölbe der Kirche, die im 15. Jh. zu ihrer heutigen Größe ausgebaut wurde. Wertvollstes Ausstattungsstück ist die Orgel (1653–1659) des Lübecker Orgelbauers Friedrich Stellwagen.

■ Marienstr. 16, April, Okt. tgl. 10–17, Mai–Sept. tgl. 9.30–17.30, Nov.–März Mo–Fr 11–12, 14–16, Sa 10–12 Uhr

3 Meeresmuseum

| Museum |

23 *Bis 2023 wird das Meeresmuseum aufwendig umgebaut*

Das gibt es nicht oft: eine Auszeichnung für ein geschlossenes Museum. Genau das ist dem Deutschen Meeresmuseum geglückt – mit dem Gewinn des dritten Platzes beim ADAC Tourismuspreis-MV 2021. Mit der Auszeichnung wird die Kampagne »Es wird MEER« gewürdigt, mit der das Museum auf seiner Internetseite, in der Videoreihe »Bagger bei die Fische« und in einem eigens eingerichteten Infopunkt über den Fortschritt der umfangreichen Umbauarbeiten im Inneren des ehemaligen Klosters informiert.

■ Katharinenberg 14–20, www.meeres-museum.de, wegen Umbau geschlossen bis vorauss. 2023, Infopunkt: Mönchstr. 45, Mi–So 10–16 Uhr

ADAC Wussten Sie schon?

Ende des 13. Jh. schlossen sich die Ostsee-Hafenstädte im Schutzbund der **Hanse** zusammen. Die erste große Bewährungsprobe dieses Bundes war die Vertreibung der Dänen aus Norddeutschland, die der Frieden zu Stralsund 1370 besiegelte. Als Hansestadt profitierte Stralsund v. a. vom Zwischenhandel, wobei hier Waren aus Böhmen, Sachsen und Brandenburg auf den Seeweg nach Skandinavien und Russland verladen wurden. Durch Steuern partizipierte Stralsund an jedem dieser Handelsakte. Über 300 Schiffe fuhren allein unter »sundischer« Flagge. Der Reichtum schlug sich in einer enormen Bautätigkeit nieder. Den Beweis liefert die Altstadt.

4 Rathaus und Nikolaikirche

| Rathaus und Kirche |

Ein Schatz am Alten Markt ist das gotische Rathaus mit seiner hochgestreckten Backstein-Schaufassade (1370) mit sechs filigranen Spitzgiebeln und Rosetten, die den dahinter »versteckten« gotischen Hauptbau (13. Jh.) deutlich überragt. Das Rathaus gehört zu den ältesten, in Deutschland erhaltenen gotischen Profanbauten. Sein spitzbogiges Arkadengeschoss wurde im Barock durch einen Säulengang ergänzt. Dieser stellt die Verbindung zu Nikolaikirche her. Das Gotteshaus mit seinem reich verzierten barocken Tor gehört zu den schönsten im Stil der norddeutschen Backsteingotik. Der hohe weiße Innenraum der dreischiffigen, 87 m langen Basilika wird überspannt von einem rot und blau abgesetzten Kreuzgewölbe mit detailreich verzierten Schlusssteinen. Besonderes Kleinod im Inneren ist eine Astronomische Uhr aus dem Jahr 1394. In den Abendstunden erstrahlen Rathaus und Nikolaikirche in einem wunderbar warmen Licht. Im Rathausgang sind kleine Lädchen und ein reizendes Café zu finden.

■ Auf dem St. Nikolaikirchhof 2

5 Johanniskloster

| Klosteranlage |

An der Schillstraße befinden sich die Reste des Johannisklosters mit bunten

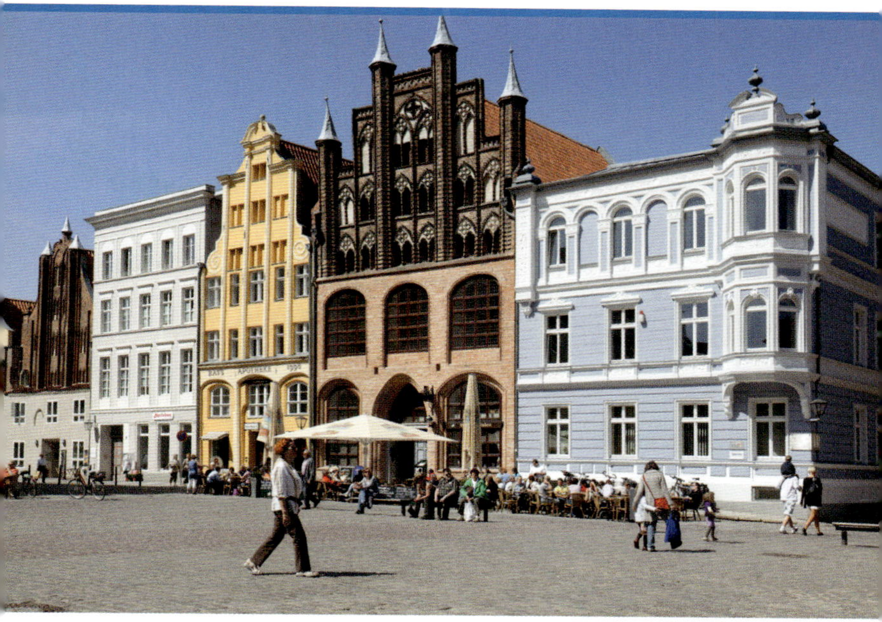

Der Alte Markt ist der Mittelpunkt der historischen Altstadt von Stralsund

Fachwerkhäuschen im alten Johanniskirchhof. Das 1254 gegründete Franziskanerkloster gehört zu den größten Klosteranlagen der südlichen Ostseeküste und ist Teil des UNESCO-Weltkulturerbes. Hier hat das Stadtarchiv seinen Sitz. Im Handschriftenraum sind kostbare Wandmalereien des 13. bis frühen 15. Jh. erhalten, die momentan in Teilen restauriert werden. Weitere Besonderheiten sind die Barockbibliothek, der in Norddeutschland einzigartige Räucherboden sowie der schmucke Rosengarten. Eine Kopie der »Pietà« von Ernst Barlach steht als Mahnmal gegen die Unmenschlickeit des Krieges im Chor der Klosterkirche, von der allerdings nur noch die Außenmauern emporragen. Auch wenn die Gebäude momentan aufgrund von Bauarbeiten nicht begehbar sind, lohnt ein Besuch des Ensembles.

■ Am Johanniskloster 35

6 Ozeaneum

| Museum |

10 *In Europas Museum des Jahres unter Walen träumen*

Auf geht die Unterwasserweltreise. In dem 2010 als Europäisches Museum des Jahres ausgezeichneten und architektonisch außergewöhnlichen Bau kann man unter lebensgroßen Walen träumen, auf Tauchfahrt gehen oder Humboldt-Pinguinen auf der Dachterrasse beim Schwimmen zusehen. Das größte Aquarium fasst 2,6 Mio. l Meerwasser und zeigt ganze Fischschwärme. Kinder können einen Leuchtturm besteigen und durch die Kuppel einen Blick auf die Stadt werfen. Der kleine Taucher Jaques begleitet die Jüngsten per Audioguide durch das Museum. Und natürlich gibt es noch viel Meer.

■ Hafenstr. 11, www.ozeaneum.de, Juni–Sept. tgl. 9.30–20 Uhr, Okt.–Mai 9.30–18 Uhr, 17 €, Kinder 8 €

ADAC Spartipp

Wer das Meeresmuseum und das Ozeaneum besuchen möchte, kann sich ein **Kombiticket** kaufen. Das spart pro Erwachsener 4 € und pro Kind 1 €. Gerade an regnerischen Sommertagen kommt es an den Museumskassen zu langen Schlangen. Um Wartezeiten zu vermeiden, lohnt es sich, Tickets online zu erwerben. Diese sind ab Kaufdatum zwölf Monate lang gültig.

7 Hafen

| Architektur |

Längs- und Querkanäle, die Brücken und der seitlich gelegene große Jacht- und Fährhafen geben eine malerische Kulisse ab. Am Hansakai sind alte Segelschiffe und Speicher zu bewundern. Die »Gorch Fock I« hat dauerhaft an der Fährbrücke festgemacht und lädt Interessierte zur Besichtigung ein. Auf der nördlichen Hafeninsel befindet sich das Ozeaneum mit seinen Aquarien und Exponaten.

Verkehrsmittel

Seit 2007 fließt der motorisierte Verkehr zwischen Stralsund und Rügen über die parallel zum Rügendamm verlaufende **Rügenbrücke**, mit ihrem 127,5 m hohen Pylon weithin sichtbarer Blickfang. Den **Rügendamm** teilen sich Bahnen, Busse, Autos, Fußgänger und Radfahrer. Möglich (und im Sommer empfehlenswert) ist die Anreise von Altefähr aus mit dem **Schiff** (Parkplatz in der Straße »Am Kurpark«). Stralsund ist mit **Bahnen** und **Bussen** bestens erreichbar. Durch die Stadt und bis ins Umland fahren 33 Busse der VVR. Abends dreht eine Nachtexpresslinie ihre Runde. ■ www.vvr-bus.de, Tageskarte 6 €, Kinder 4,50 €

Parken

In der Altstadt ist ein Großteil der Parkplätze für Anwohner reserviert. **Parkhäuser** rund um die Altstadt befinden sich am Meeresmuseum (Mönchstr. 1, Nov.–März 6 €/Tag, April–Okt. 11 €), am Ozeaneum (Am Langen Kanal 6, Nov.–März 6 €/Tag, April–Okt. 11 €), am Hafen (Fähranleger, Am Fährwall 22, Nov.–März 6 €/Tag, April–Okt. 11 €), am Neuen Markt (Frankenwall, 10 €/Tag), in der Heilgeiststraße und am Bahnhof (Tribseer Damm). Von den **P+R Parkplätzen** Hexenplatz am Tribseer Damm (kostenfrei, Parken und Bus 3 €) und Schwarze Kuppe an der Werftstraße (2 €/Tag, Parken und Bus 5 €) aus verkehren Busse der VVR.

Restaurants

€€ | Braugasthaus Zum alten Fritz Im gemütlichen Braugasthaus der Störtebeker Braumanufaktur gibt es viele Biersorten und saisonale Speisen. Führungen (www.stoertebeker.com) mit Bierverkostung möglich. ■ Greifswalder Chaussee 84–85, Tel. 03831/2550, www.alter-fritz.de, tgl. ab 11 Uhr, Plan hintere Umschlagklappe südl. e6

€€ | Fritz Braugasthaus Dieses moderne Lokal in der Kron-Lastadie an der Hafeninsel begeistert mit regionaler Küche und handgemachten Bieren. ■ Am Fischmarkt 13a, Tel. 03831/35700, www.fritz-braugasthaus.de, tgl. ab 11 Uhr, Plan hintere Umschlagklappe d3

Imposant ist die gotische Backstein-Fassade des Stralsunder Rathauses

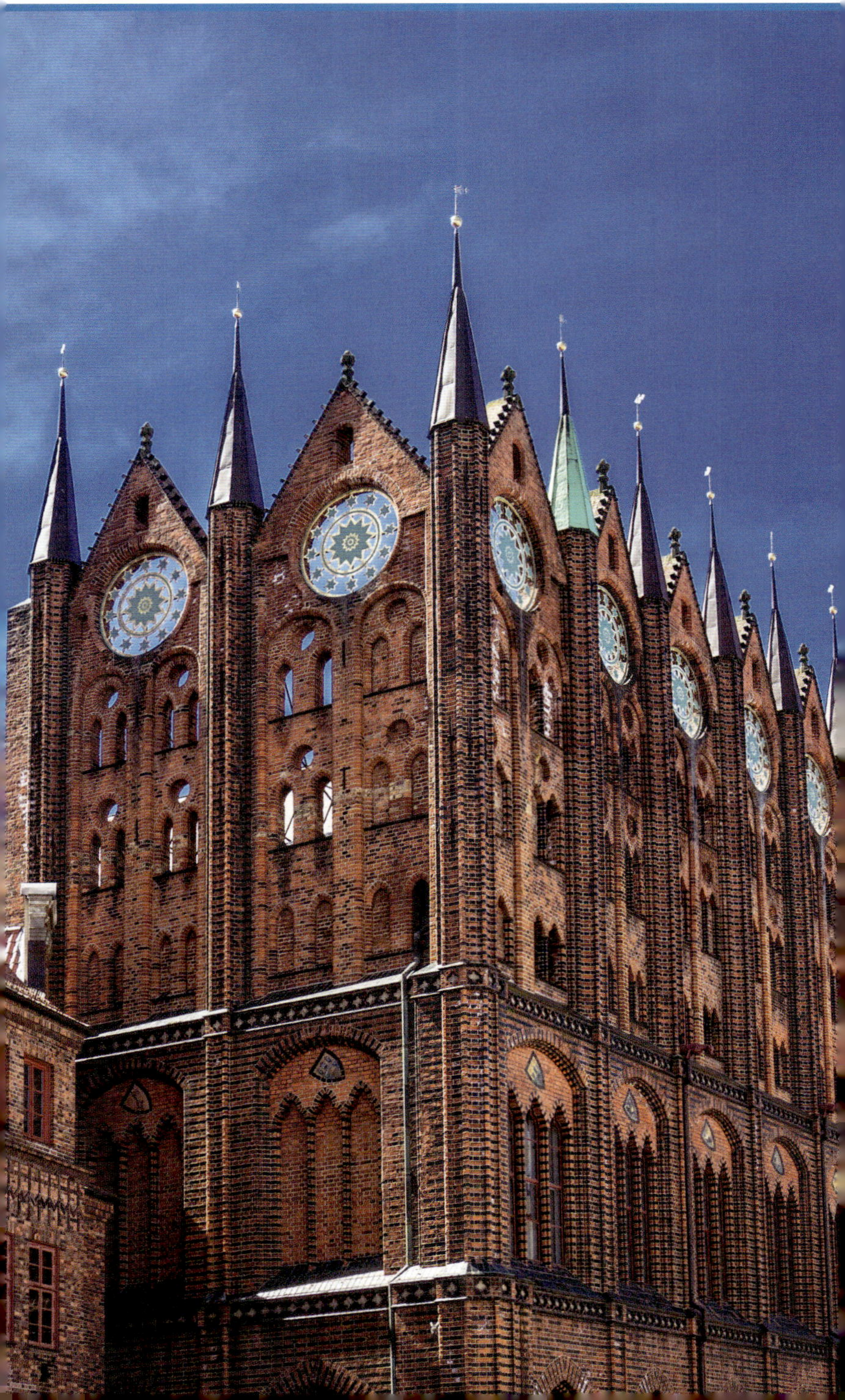

€€ | Zur Kogge Traditionelle Fischgerichte in guter Qualität zu moderaten Preisen. Das Ambiente ist urig-maritim, die Bedienung freundlich, die Portionen reichlich. ■ Tribseer Str. 25, Tel. 038 31/28 58 50, Di–So ab 11.30 Uhr, Plan hintere Umschlagklappe b4

24 **€€€ | Scheelehof** Der typische Hansebau aus dem 14. Jh. mit Diele und Kontorräumen ist nach dem Entdecker des Sauerstoffs Carl Wilhelm Scheele benannt, der hier 1742 geboren wurde. Hinter den roten Backsteinmauern des romantischen Gebäudeensembles verbergen sich ein Hotel, ein Gourmetrestaurant, eine urige Kellerkneipe und eine biozertifizierte Kaffeerösterei. ■ Fährstr. 23–25, Tel. 038 31/28 33 00, www.scheelehof.de, Restaurant tgl. 12–23 Uhr, Kellerkneipe Di–Sa ab 19 Uhr, Plan hintere Umschlagklappe c2

Cafés

Brasserie Grand Café Modernes Lokal mit Wintergarten sowie großer Terrasse. Große Kaffeeauswahl und vielseitige Speisekarte. ■ Neuer Markt 2, 038 31/70 35 14, www.brasserie-stralsund.de, tgl. ab 9 Uhr, Plan hintere Umschlagklappe c4

Paula Das kleine gemütliche, liebevoll eingerichtete Café mit Terrasse bietet neben Kuchen, Torten und Quiche auch Frühstück an. ■ Am Fischmarkt 21, Tel. 038 31/306 77 10, Di–Sa 9–17 Uhr, Plan hintere Umschlagklappe d3

25 **SüdWest** Café in toller Lage mitten in der Altstadt, sehr aufmerksame Gastgeber und ein Speiseangebot, das keine Wünsche offen lässt: kreativ, frisch und regional. ■ Badenstr. 53, Tel. 038 31/235 69 00, www.cafe-suedwest.de, Mo, Mi–Fr 8.30–17.30, Sa 9.30–17.30, So, Fei 9.30–16 Uhr, Plan hintere Umschlagklappe c3

Einkaufen

Ossenreyerstraße In der Shoppingmeile befinden sich Geschäfte bekannter Marken und kleinere Läden. Es lohnt, in die schmalen Gassen beiderseits der Laufmeile abzubiegen. In liebevoll sanierten Giebelhäusern sind u. a. kleine Ateliers, Töpfereien, Buchläden und nette Cafés zu finden. ■ Plan hintere Umschlagklappe c3

Fischhandel Rasmus Hier gibt es original Hiddenseer Pfefferlappen, eine erstmals um 1780 erwähnte Heringsspezialität. Eine alte Fischersfrau gab das gut gehütete Rezept an den Stralsunder Fischhändler weiter. ■ Heilgeiststr. 10., Plan hintere Umschlagklappe c3

Bühne

Alte Brauerei Die 1880 erbaute Brauerei ist heute Eventlocation mit einem vielfältigen Programm: u. a. Kabarett, Lesungen, Tanzpartys. ■ Greifswalder Chaussee 84–85, www.altebrauerei.com, Plan hintere Umschlagklappe südl. e6

Kneipen, Bars und Clubs

Zum goldenen Anker Urige Kneipe mit Biergarten auf der Hafeninsel – Wand an Wand mit der Werkstatt. Hier kann am Wochenende gefeiert werden. ■ An der Fährbrücke 5, Tel. 038 31/28 05 45, www.turbine-stralsund.de, Plan hintere Umschlagklappe d2

Zur Fähre Eine der ältesten Hafenkneipen Europas. Wirtin Hanni Höpner hat stets einen flotten Spruch auf den Lippen. Das Flair ist sehr urig. Bier und Kümmel schmecken. Was will Mann mehr? ■ Fährstr. 17, www.zurfaehre-kneipe.de, Mo–Sa ab 18 Uhr, Plan hintere Umschlagklappe d2

Kinos

Cinestar Hier laufen die aktuelle Streifen. ■ Frankenstr. 7, www.cinestar.de, Plan hintere Umschlagklappe c4

Filmclub Blendwerk e.V. Stralsund Zeigt anspruchsvolle Filme abseits vom Mainstream, u.a. in der Stralsunder Kulturkirche St. Jakobi. ■ Jacobiturmstr. 28, www.filmclub-blendwerk.de, Plan hintere Umschlagklappe d3

Kinder

Spielplätze Auf der Hospitaler Bastion zwischen Knieperteich und Theater gibt es einen Abenteuerspielplatz, zwischen Knieperwall und Küterdamm Kletterlandschaften und eine Babyschaukel mit bestem Blick auf den Knieperteich. Zwischen Heilgeist- und Badenstraße lockt ein Spielplatz mit Wippen und Wasserspiel.

Tierpark Ein tierisches Vergnügen wartet hier auf die kleinen Besucher. ■ Grünhufer Bogen 2, März–Okt. tgl. 9–18.30, Nov.–Feb. tgl. 10–16 Uhr, März–Okt. 7 €, Nov.–Feb. 5 €, Plan hintere Umschlagklappe westl. a1

Events

Bei den **Wallensteintagen** sind die prächtigen historischen Kostüme der hellebardenbewehrten Gardisten zu bewundern. Das dreitägige Volksfest wird an einem der letzten Juliwochenenden auf dem Alten Markt gefeiert wird. Weitere kulturelle Höhepunkte sind das **Sundschwimmen** am ersten Samstag im Juli, die **Lange Nacht des offenen Denkmals** im September, der **Rügenbrücken-Marathon** Mitte Oktober und der stimmungsvolle **Weihnachtsmarkt** am Rathaus.

ADAC Mittendrin

Kreuzknoten, Palstek, Schotstek – Seemannsknoten, die man auf dem ehemaligen Segelschulschiff **Gorch Fock** im Stralsunder Hafen lernt. Der Traditionssegler diente dem hier stationierten 1. Schiffsstammregiment zur Ausbildung des Offiziersnachwuchses. Heute ist er für alle begehbar. Besichtigt werden können die Offiziersmesse, die Unterkünfte, der Kapitänssalon oder der Kartenraum. Die Geschichte des 1933 erbauten Schiffes ist im Bordmuseum dargestellt. *www.gorchfock1.de, März–Okt. tgl. 10–18, Winter tgl. 10–16 Uhr, 5 €, Kinder 2,50 €, Plan hintere Umschlagklappe d2*

Sport

HanseDom Freizeit- und Erholungspark mit Wassererlebniswelt, Saunen und Thermen sowie Fitness- und Ballsportcenter. ■ Grünhufer Bogen 18–20, www.hansedom.de, So–Do 9.30–21, Fr, Sa und Fei bis 22 Uhr, 13,50 €, Kinder 11 €, Plan hintere Umschlagklappe westl. a1

In der Umgebung

Dänholm

| Inseln |

Vor Stralsund liegt – getrennt durch den schmalen Ziegelgraben – die Inselgruppe Dänholm mit großen Grünanlagen, Nautineum, Marinemuseum und Jachthafen. Auf die größere Insel führt die Ziegelgrabenbrücke. Von dort geht sie dann in den etwa 2 km langen Rügendamm über, der das Festland mit Rügen verbindet.

Übernachten

Während es in der Hauptsaison im Inselwesten relativ ruhig und beschaulich zugeht, kann es auf Hiddensee und in der Stadt am Sund schon mal ziemlich eng werden. Doch bisher hat dort noch jeder seine stillen Ecken gefunden. In den Sommerferien und über den Jahreswechsel ist es nahezu aussichtslos, auf Hiddensee spontan ein freies Bett zu finden. In Stralsund kann man da schon eher Glück haben. Westrügen mit der Boddenküste, Bauernhöfen und Einzelgehöften ist die perfekte Region für Natur- und Ruhesuchende.

Ralswiek 102

€€€ | **Schlosshotel Ralswiek** Das restaurierte Schloss liegt mitten im Park oberhalb der Naturbühne. Vielfältiges Angebot an Beauty- und Wellnessanwendungen. Mit Restaurant. ■ Parkstr. 35, 18528 Ralswiek, Tel. 03838/20320, www.schlosshotel-ralswiek.de

Gingst 104

€€€ | **Boldevitzer Rügenkaten** Abseits der Straße Gingst–Bergen liegt in einem weitläufigen Landschaftspark das barocke Herrenhaus Boldevitz, in dessen Nachbarschaft mehrere reetgedeckte Backsteinkaten zu geschmackvollen Ferienwohnungen ausgebaut wurden. ■ Dorfstr. 16, 18528 Boldevitz, Tel. 03838/313976, www.boldevitz.de

Ummanz 107

€ | **Ummaii** Schlafen im Baumhaus oder im Bungalow oder doch lieber einfach nur in die Hängematte lümmeln und den Kranichen lauschen? Das ehemalige Ferienlager der FDGB am Bodden ist ein beliebter Treffpunkt für Leute aus aller Welt. ■ Suhrendorf 8, 18569 Suhrendorf, Tel. 038305/55018, www.ummaii.de

€€ | **Kiebitzort** Idyllisch gelegenes Landhotel mit Abendrestaurant. ■ Lieschow 26, 18569 Ummanz, Tel. 038305/55166, www.kiebitzort-ruegen.de

Hiddensee 110

€€ | **Godewind** Gemütlich-rustikales, familiär geführtes Hotel mit komfortablen Ferienwohnungen und guter Gaststätte. In der Inselmitte gelegen. ■ Süderende 53, 18565 Vitte, Tel. 038300/6600, www.hotelgodewind.de

€€€ | **Lietzenburg** Aufwendig sanierte Jugenstilvilla mit stilvoll eingerichteten Ferienwohnungen im Norden der Insel. Zu den Eigentümern gehörte auch Urmel-Erfinder Max Kruse. ■ Zum Hochland, 18565 Kloster, Tel. 038300/60860

Stralsund 116

€€ | **Klabautermann** Kleine Pension am Hafen mit liebevoll gestalteten Unterkünften. Bevor es ins Bett geht, ist ein Absacker in der Hafengaststätte ein Muss. ■ Am Querkanal 2, 18439 Stralsund, Tel. 03831/290856, www.pension-klabautermann.de

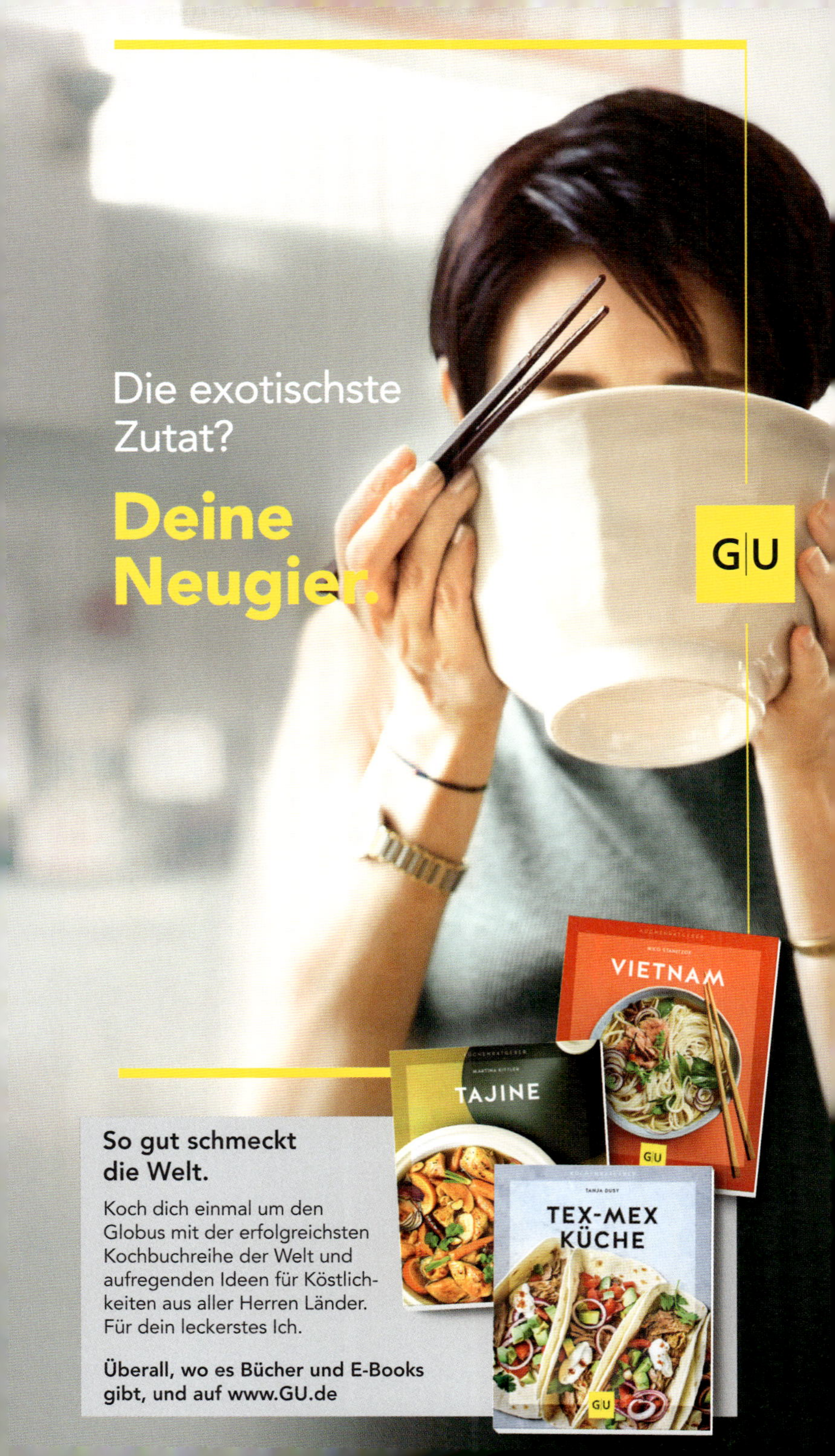
Die exotischste Zutat?
Deine Neugier.
G|U
VIETNAM
TAJINE
TEX-MEX KÜCHE
GU
So gut schmeckt die Welt.
Koch dich einmal um den Globus mit der erfolgreichsten Kochbuchreihe der Welt und aufregenden Ideen für Köstlichkeiten aus aller Herren Länder. Für dein leckerstes Ich.
Überall, wo es Bücher und E-Books gibt, und auf www.GU.de

ADAC Service Rügen

Beim **ADAC Infoservice**, in den **ADAC Geschäftsstellen** sowie auf dem **Internetportal des ADAC** (adac.de) erhalten Sie Informationen zu den Dienstleistungen des Automobilclubs und zu Ihrem Reiseziel. Als **ADAC Mitglied** können Sie zudem das kostenlose **ADAC TourSet® Rügen** mit vielen Reiseinfos und Karten anfordern oder die **TourSet App** auf dem **Smartphone** oder **Tablet-PC** installieren (adac.de/toursetapp).
Rufen Sie bei Notfällen und Pannen den **ADAC Notruf** bzw. den **ADAC Auslandsnotruf** an. Unser Team steht Ihnen rund um die Uhr zur Verfügung.

ADAC Infoservice

T 0800 510 11 12
Infos zu allen ADAC Leistungen
(Mo–Sa 8–20 Uhr, gebührenfrei)

ADAC Ambulanzdienst

T 089 76 76 76
(Erkrankung, Unfall, Verletzung, Transportfragen, Todesfall)

ADAC Pannenhilfe Deutschland

T 089 20 20 4000, Mobil 22 22 22
(Verbindungskosten je nach Netzbetreiber/Provider)

ADAC Pannenhilfe Ausland

T +49 89 22 22 22
(Verbindungskosten je nach Netzbetreiber/Provider)

Internet-Serviceangebote des ADAC für Ihre Reiseplanung

Service	Webadresse
Aktuelle Verkehrslage	adac.de/verkehr
ADAC Routenplaner	adac.de/maps
Infos zu Tankstellen und Spritpreisen	adac.de/tanken
Infos zu mautpflichtigen Strecken	adac.de/maut
Infos zu Fährverbindungen	adac.de/faehren
ADAC TourMail (Aktuelle Infos vor Anreise)	adac.de/tourmail
Informationen für Camper	adac.de/camping
Informationen für Motorradfahrer	adac.de/motorrad
Informationen für Segler und Skipper	adac.de/sportschifffahrt
ADAC Reiseangebote	adacreisen.de
ADAC Autovermietung	adac.de/autovermietung
ADAC Mitfahrclub (offen für alle)	adac.de/mitfahrclub
ADAC Versicherungen für den Urlaub	adac.de/versicherungen
Weltweite Preisvorteile für ADAC Mitglieder	adac.de/vorteile-international

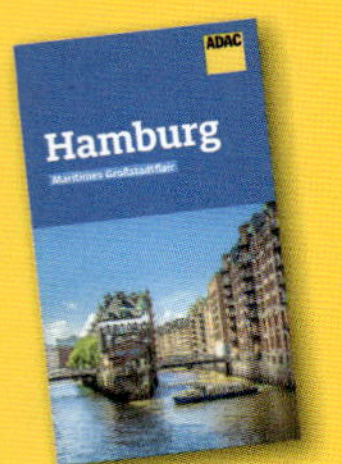

Diese **Produkte des ADAC** könnten Sie interessieren: **ADAC Reiseführer Ostseeküste Schleswig-Holstein**, **ADAC Reiseführer Hamburg** und **ADAC Reiseführer Dänemark** – erhältlich im Buchhandel, bei den ADAC Geschäftsstellen und in unserem ADAC Online-Shop (adac.de/shop).

Anreise und Einreise

Auto

In **Stralsund** treffen die B105 aus dem Westen, die B194 aus dem Süden und die B96 aus dem Südosten zusammen. Sie alle münden in die sich als B96 über die Ziegelgrabenbrücke und den Rügendamm bzw. über die Rügenbrücke fortsetzende B96 nach Sassnitz. Parallel zur B96 wächst eine dreispurige Schnellstraße über die Insel. Aufgrund der Bauarbeiten muss in diesem Bereich mit Einschränkungen gerechnet werden. Wer von der A1 aus Hamburg kommt, fährt über das Kreuz Lübeck auf die Ostseeautobahn A20 bis zur Abfahrt Stralsund/Insel Rügen. Wer von der A24 aus Richtung Berlin kommt, fährt bis zum Dreieck Wittstock, dann auf die A19 bis zum Kreuz Rostock und dort auf die A20 Richtung Stralsund (oder über die A11 bis zum Kreuz Uckermark und dann auf die A20).

Die **Ziegelgrabenbrücke** zwischen Stralsund und der Insel Dänholm wird mehrmals täglich bei Bedarf für jeweils 20 Minuten geöffnet (5.20, 8.20, 12.20, 15.20, 17.20 und 21.30 Uhr).

Auf der Insel Rügen selbst wird das Fahren auch bei Tage mit Licht empfohlen. Die Insel Hiddensee ist autofrei.

Bahn

Die Deutsche Bahn unterhält IC/ICE-Fernverbindungen nach Stralsund und Rügen aus weiten Teilen Deutschlands. Auf der Strecke zwischen Rostock und Sassnitz fahren seit Dezember 2019 Bahnen der Ostdeutschen Eisenbahn GmbH (ODEG).

Deutsche Bahn

■ Tel. 018 06 99 66 33 (dt. Festnetz 20 ct/Anruf, dt. Mobilfunknetz max. 60 ct/Anruf), Tel. 080 01 50 70 90 (gebührenfrei, automatische Fahrplanansage), www.bahn.de

Bus

Sehr günstig reist man mit dem Fernbus zwischen zahlreichen Städten in Deutschland, Österreich und der Schweiz. Portale wie www.checkmybus.de und www.busliniensuche.de vergleichen alle Anbieter.

Verkehrsgesellschaft Vorpommern-Rügen

■ InfoThek am Busbahnhof Bergen, Friedensstr. 24, www.vvr-bus.de,

Flugzeug

Für Privat- und Sportflugzeuge ist der kleine **Flugplatz Güttin** südwestlich von Bergen vorhanden (Flughafen Rügen, Güttin, Tel. 03 83 06 12 89, www.flugplatz-ruegen.de).

Schiff

Nach Rügen: Es gibt eine Personenfähre zwischen Stralsund und Altefähr (Mai–Okt. ca. 6-mal tgl., 15 Min. Fahrzeit) sowie eine Auto- und Personenfähre zwischen Stahlbrode und Glewitz (April, Sept./Okt. tgl. 6–20.10, Mai–Aug. tgl. 6–21.40 Uhr). Informationen: Weiße Flotte, Fährstr. 16, Stralsund, Tel. 038 31/268 10, www.weisse-flotte.de. Bedient auch die Strecke Muttland-Wittow (Wittower Fähre).

Nach Hiddensee: Personenfähre April–Okt. sowie zwischen Weihnachten und Neujahr von Stralsund nach Neuendorf, Vitte und Kloster 2–2,5 Std. Fahrzeit; ab Schaprode ganzjährig nach Neuendorf 25 Min., nach Vitte 45 Min. und nach Kloster 70 Min. Info: Reederei Hiddensee (ein Tochterunternehmen der Weißen Flotte GmbH), Fährstr.

16, Stralsund, Tel. 038 31/268 10 (Büro Stralsund) und Tel. 0 383 00/210 (Büro Vitte), www.reederei-hiddensee.de

Nach Göhren, Sellin und Binz auf Rügen: Rundfahrten von Peenemünde auf der Insel Usedom zu diesen Seebädern bietet in den Sommermonaten: Adler-Schiffe, Hafenstr. 12, Haus J, Sassnitz, Tel. 046 51/987 08 88, www.adler-schiffe.de.

Fährhafen Sassnitz

■ Tel. 03 83 92/551 11, www.mukran-port.de

Auto und Straßenverkehr

Rügen verfügt über ein gut ausgebautes **Straßennetz**. Eine Schnellstraße wächst parallel zur bestehenden B 96 über die Insel. Hier ist Tempo 100 erlaubt (größtenteils gilt auf Bundes- und Landesstraßen 80 km/h, in Ortschaften 50 km/h). Im Baustellenbereich muss mit Einschränkungen gerechnet werden. Auf Nebenstraßen kann es schon mal etwas holprig werden (Plattenwege, Kopfsteinpflaster). Trotz Rügenbrücke (mautfrei) und neuer Straße: Es empfiehlt sich, in der Hauptreisezeit morgens sehr zeitig oder am späten Nachmittag an- bzw. abzureisen.

Nach einem **Unfall** sollten Sie sofort anhalten, die Unfallstelle absichern und Erste Hilfe leisten. Bei Personenschaden sollten Sie unbedingt die Polizei verständigen (Notruf: 112).

Die Notrufzentrale des ADAC erreichen Sie bei Fahrzeugpannen und -unfällen unter Tel. 089/22 22 22. Der ADAC Abschleppdienst in Bergen auf Rügen ist unter Tel. 03 83 88/02 40 erreichbar.

Tankstellen befinden sich in Samtens, Bergen, Putbus, Sagard, Sassnitz, Binz, zwischen Sellin und Baabe sowie in Altenkirchen.

Das Flächendenkmal Kap Arkona sowie die Insel Hiddensee sind für den privaten Autoverkehr gesperrt. In Putgarten sowie in Schaprode stehen**Großparkplätze** zur Verfügung. In der Hauptsaison empfiehlt es sich, auf Parkplätze an den Ortsrändern auszuweichen (insbesondere in den Ostseebädern und in Stralsund). Die Gebühren reichen von 1 € bis 4 €/h.

Barrierefreies Reisen

Barrierefreie Strandzugänge gibt es z. B. am Hauptstrand in **Baabe**. Von Mitte Juni bis Mitte September steht am Rettungsturm ein mobiles Gerät zur Verfügung, mit dem Rollstuhlfahrer an den Strand gefahren werden können. Die gepflasterte Strandpromenade führt Rollstuhlfahrer bis Göhren und durch den Kurpark bis Sellin.

In **Binz** sind die Strandabgänge 15, 21, 36 und 42 bis zu den Dünen befahrbar. Der Abgang 28 ist im Sommer weiterführend bis zum Wasser mit Gummimatten ausgelegt. In **Glowe** ist der Abgang am Kurplatz bis zum Ende der Dünen befahrbar. In **Göhren** ist der Aufgang 4 mit Holzplatten ausgelegt. Aufgang 7 besteht aus Steinplatten. Der Aufgang 5 ist ein befestigter Weg. Ein neuer Schrägaufzug führt von der Ortsmitte zum Strand und zum Bahnhof (1,50 €). An der **Selliner Seebrücke** gibt es einen Fahrstuhl (ganzjährig, kostenfrei). Am DLRG-Rettungsturm in **Thiessow** ist der Zugang bis zum Strand möglich. Bis zum Ende der Dünen liegen Metallplatten aus. Am Zugang »Am Fischerweg« im Ostseebad **Breege-Juliusruh** reichen die Betonplatten bis zum Wasser (nicht ebenerdig). Der Zugang »Am Dünenhaus« ist bis zum Ende der Dünen befahrbar. In

Vitte auf Hiddensee gibt es eine Rampe, die direkt zum Strand führt.

Feiertage

Neujahr (1. Januar), Karfreitag, Ostermontag, Tag der Arbeit (1. Mai), Christi Himmelfahrt, Pfingstmontag, Tag der Deutschen Einheit (3. Oktober), Reformationstag (31. Oktober), Weihnachten (25./26. Dezember).

Geld und Währung

Bank- und Postfilialen gibt es in fast allen Rügener Orten, auf Hiddensee jedoch nur in Vitte. In vielen Banken und Sparkassen kann man rund um die Uhr Geld abheben. Öffnungszeiten der Banken sind in der Regel Mo–Fr 9–12.30 und 14–16 Uhr, der Post Mo–Fr 9–12 und 14–18, Sa 9–12 Uhr.

Kosten im Urlaub

(durchschnittliches Preisniveau)

Tasse Kaffee	2 €
Softdrink (Limonade)	2,30 €
Glas Bier (0,4 l)	3,50 €
Glas Wein (0,2 l)	5 €
Hauptgericht (Restaurant)	12–16 €
Fischbrötchen	3,50 €
Eintritt staatl. Museum	8 €
Mietwagen /Tag	55 €

Altefähr, Baabe, Binz, Breege-Juliusruh, Göhren, Hiddensee, Sellin und Thiessow sowie die Erholungsorte Dranske, Glowe, Lancken-Granitz, Middelhagen, Putbus und Sassnitz dürfen **Kurtaxe** erheben – diese schwankt örtlich und saisonal, beträgt in der Regel zwischen 0,50 und 2,80 € pro Person und Tag.

Gesundheit

In fast allen größeren Orten auf der Insel gibt es **Arztpraxen** und **Apotheken**, auf Hiddensee in Vitte. Apotheken haben in der Regel Mo–Fr 8–18 Uhr und Sa bis 12 Uhr geöffnet (Apotheken-Notdienst Tel. 0800/002 28 33). Der ärztliche Bereitschaftsdienst (Vermittlung) ist unter Tel. 038 38/220 77, der zahnärztliche unter Tel. 018 05/92 46 erreichbar. Ein **Krankenhaus** gibt es in Bergen (Sana Krankenhaus, Tel. 038 38/390), mehrere in Stralsund.

Information

Die **Tourismuszentrale Rügen GmbH** vermittelt Unterkünfte, informiert über Veranstaltungen und hält Informationen für erlebnisreiche Urlaubstage bereit. In allen größeren Städten und Seebädern gibt es örtliche Tourist-Informationen und Kurverwaltungen. Die Adressen finden Sie jeweils zu Beginn der Orts- und Städtebeschreibung in diesem Reiseführer.

■ Circus 16, 18581 Putbus, Tel. 038 38/80770, www.ruegen.de

Klima und beste Reisezeit

Das Inselklima zeichnet sich durch frische Winde und viel Sonnenschein aus. Auch in den Sommermonaten ist es ratsam, eine Windjacke im Rucksack zu haben. In den Wintermonaten ist dicke, wetterfeste Kleidung notwendig.

Die **Hauptreisezeit** erstreckt sich von Mai bis September sowie über die Weihnachtsfeiertage und Silvester. Saisonpausen, in denen Pensionen sowie Gasthöfe teilweise schließen bzw. vermehrt Ruhetage haben, gibt es zwischen November und März.

Klimatabelle Rügen

Monat	Luft (°C) min/max	Wasser °C	Sonne (h/Tag)	Regentage
Jan.	-2/2	3	1	9
Feb.	-2/2	2	3	8
März	0/4	3	4	7
April	4/9	5	6	8
Mai	7/13	8	8	7
Juni	12/18	13	10	7
Juli	14/20	16	9	9
Aug.	15/20	16	8	9
Sept.	12/17	15	6	9
Okt.	8/12	12	4	9
Nov.	4/8	8	2	10
Dez.	1/4	5	1	11

Nachtleben

In der Sassnitzer Altstadt und in größeren Ostseebädern wie Binz, Sellin, Baabe und Göhren trifft man sich in Bars und Kneipen. Diese befinden sich teilweise in größeren Hotels. In Suhrendorf auf Ummanz kommen Nachtschwärmer an der Tikibar im Surfhostel zusammen. Ebenso lassen sich in Stralsund Lokalitäten zum Ausgehen finden, etwa in der Hafengegend.

Notfall

Wählen Sie im Notfall immer die gebührenfreie europäische **Notrufnummer 112**. Unter dieser Nummer erhalten Sie Hilfe von der Polizei, der Feuerwehr, einem Rettungswagen oder einem Notarzt. Die **Rettungsleitstelle** ist unter der Telefonnummer 038 31/357 22 22 erreichbar.

Ein Krankenhaus gibt es in Bergen auf Rügen (Sana Krankenhaus, Calandstr., Tel. 038 38/390). Im Hafen von Vitte auf Hiddensee befindet sich eine Rettungswache der Johanniter-Unfallhilfe. Ein Rettungshubschrauber bringt Patienten in dringenden Fällen in ein Krankenhaus. ADAC Mitglieder können sich im Notfall auch rund um die Uhr an den Auslandsnotruf des ADAC unter Tel. +49/89/22 22 22 wenden.

Öffnungszeiten

Geschäfte haben in den meisten Orten auf Rügen die üblichen Öffnungszeiten, in der Sommersaison öffnen viele auch am Sonntag. In der Nebensaison sind einige Läden in den Ostseebädern und auf Hiddensee geschlossen. Lebensmittelgeschäfte haben dagegen ganzjährig geöffnet.

Sicherheit

Die Insel Rügen gehört zu den sichersten Regionen, auch wenn die Kriminalität in den letzten Jahren etwas zugenommen hat. Verbreitet sind im Sommer Taschendiebstähle (z. B. bei Veranstaltungen). Auch sollten keine Wertsachen im Auto bleiben.

Das **Polizeihauptrevier** befindet sich in Bergen auf Rügen (Breitsprecherstr. 11, Tel. 038 38/81 00). Auf Hiddensee gibt es eine Polizeistation im Rathaus in Vitte (Tel. 03 83 00/501 31).

Auf Rügen und auf Hiddensee gibt es zahlreiche **aktive Kliffs**. Wanderwege dürfen nicht verlassen werden. Die Gefahr von Abbrüchen ist nach langen Frostperioden besonders hoch. Vor allem gefährdete Gebiete sind die Steilküsten auf Wittow, Jasmund, in der Granitz und auf Hiddensee.

Souvenirs

Neben den Andenken, die man selbst an der Küste Rügens sammeln kann – wie etwa Hühnergötter, Donnerkeile oder Muscheln – sind Bernstein, Heilkreide, Sanddorn, Fischkonserven und Räucherfisch typische Mitbringsel.

Sport

Angeln

Rügen gehört zu den beliebtesten Angelrevieren Deutschlands. Je nach Saison gehen Aal, Barsch, Dorsch, Scholle, Hecht, Steinbutt, Zander, Lachs, Hering und Meerforelle ins Netz oder an den Haken (bitte Schonzeiten beachten). In den Küstengewässern ist das Angeln mit drei Handangeln erlaubt, das Schleppangeln ist in den Boddengewässern untersagt. Verboten ist auch die Verwendung lebender Köderfische. In den Laichschonbezirken ist die Fischerei vom 1. April bis zum 31. Mai eines jeden Jahres verboten. Auskünfte zu Schonbezirken findet man unter www.lallf.de. Auch die Bodden einschließlich der 12-Meilen-Küstenzone der Ostsee gelten als Küstengewässer. Um eine **Angelberechtigung** für die Küste zu erwerben, ist ein gültiger Fischereischein erforderlich. Es gibt in Mecklenburg-Vorpommern auf 28 Tage befristete Touristen-Fischereischeine, die einmal pro Jahr beantragt werden können. Die Berechtigungen sind bei den Außenstellen des Landesamtes für Fischerei in Sassnitz, Lauterbach, Breege und Stralsund sowie in Angelgeschäften erhältlich.

Landesanglerverband Mecklenburg-Vorpommern

■ Tel. 038 60/560 30, www.lav-mv.de

Landesamt für Landwirtschaft und Fischerei

Bestellung von Angelberechtigungen und Fischereischeinen.

■ Thierfelderstr. 18, Rostock, Tel. 03 81/40350, www.lallf.de

Golf

Golf-Centrum Schloss Karnitz

Auf 106 ha erwarten Sie ein 18-Loch-Turnierplatz (Par 72), 9-Loch-Standardplatz (Par 60), eine Golfschule mit Driving-Range und Abschlagboxen sowie ein Übungsplatz für jedermann (Par 3).

■ Am Golfplatz 2, Karnitz, Tel. 03 83 04/82470, www.inselgolf-ruegen.de

Hotel Schloss Ranzow

18-Loch-Golfplatz mit Driving Range mit acht überdachten Abschlagplätzen, freien Rasenabschlagsplätzen, eienr Übungsanlage mit Putting Green und Pitching Area. Geöffnet ganzjährig tgl. von 8 Uhr bis Sonnenuntergang.

■ Schlossallee 1, Lohme, Tel. 03 83 02/88910, www.golf-schloss-ranzow.de

Reiten

Inselweit gibt es **Reiterhöfe**, die oft auch Unterkünfte anbieten. Besonders beliebt ist das Reiten am Strand (erlaubt von Oktober bis April). Das Reiten und Fahren mit Gespannen im Wald ist laut Landeswaldgesetz nur auf dafür ausgewiesenen Wegen und Plätzen erlaubt. Eine Auswahl an Reiterhöfen finden Sie bei den Ortsbeschreibungen unter der Rubrik Sport.

Schwimmen

Die **Wasserqualität** unterliegt auf Rügen einer strengen Prüfung und reicht von gut bis ausgezeichnet. Das Baden im Meer und im Bodden ist an allen Stränden Rügens und Hiddensees er-

Festivals und Events

März/April

Ostersamstag (www.ostseebad-binz.de) Am schönen Ostseestrand bei Binz flackern am Ostersamstag ca. 20 Feuer. Dazu gibt es Musik, Unterhaltung und Kulinarisches.

Mai

1. Mai (Altefähr, www.altefaehr.de) Am Sund wird die Saison traditionellerweise mit einem Heringsfest eingeläutet.

Putbus-Festspiele (www.putbus-festspiele.de) Junge Talente und etablierte Künstler musizieren den ganzen Mai hindurch im Theater und im Schlosspark von Putbus.

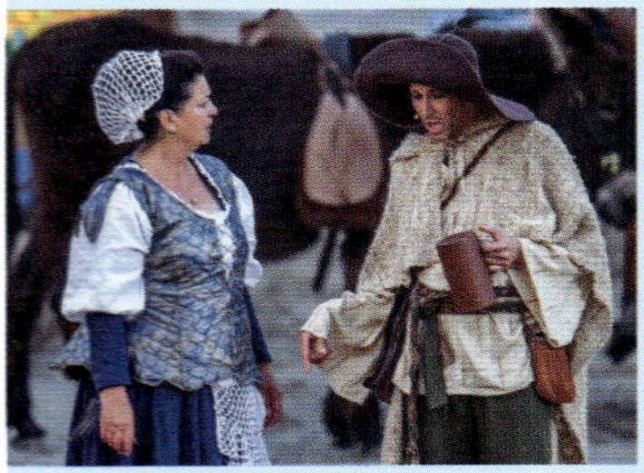

Störtebeker-Festspiele in Ralswiek

Juni

Blue Wave Festival (Binz, www.bluewave.de) Das Ostseebad wird Anfang Juni zur Blues-Hochburg mit Musikern aus aller Welt.

Juni–August/September

Störtebeker Festspiele (Ralswiek, www.stoertebeker.de) Freiluftspektakel auf der Naturbühne in Ralswiek und das sommerliche Highlight auf der Insel Rügen.

Ahoi –Mein Hafenfestival (Stralsund, www.ahoi-meinhafenfestival.de) Open-Air-Festival, veranstaltet vom Theater Vorpommern.

Juli

Sundschwimmen (Stralsund, www.sundschwimmen.de) Das Langstreckenschwimmen führt über 2,3 km.

August

Schlossfest (Jagdschloss Granitz www.jagdschloss-granitz.de) Rund um das burgenähnliche Schloss findet ein mittelalterlicher Markt statt.

Traditionelles Tonnenabschlagen (Ummanz, www.ruegeninsel-ummanz.de) Im August kann man die Haflinger in Aktion erleben.

September

Kabarett-Regatta (Putbus, www.kabarett-regatta.de) Anspruchsvolle und amüsante Unterhaltung wird im Theater von Putbus geboten.

Themenwoche Ulrich Müther (Binz) Mit Ausstellungen, Vorträgen und Filmen wird an den großartigen Binzer Schalenbaumeister erinnert

Dezember

Weihnachtsmärkte Besonders stimmungsvoll sind die vorweihnachtlichen Märkte in Binz, Sellin, Bergen (Kaufmannshof Hermerschmidt), Sassnitz und in Stralsund.

Höhenfeuerwerk (31. Dez., Kap Arkona, www.kap-arkona.de) Feierlich wird das alte Jahr verabschiedet.

laubt und unbedenklich. An vielen Stellen, wie z. B. entlang der gesamten Westküste Hiddensees oder in Glowe, sorgen zudem Buhnen (Dammkörper) für ein Abbremsen der Wellen und einen gefahrlosen, seichten Zugang. Sie dürfen nicht betreten werden.

Die Sicherheit wird in der Badesaison während festgelegter Tageszeiten an allen ausgewiesenen Badestränden durch die **DLRG** gewährleistet. Eine gelb-rote Flagge am Mast zeigt an, dass das Badegebiet von Rettungsschwimmern bewacht ist. Weht außerdem eine gelbe Flagge, herrscht ein Badeverbot für ungeübte Schwimmer, Kinder und ältere Menschen. Eine rote Flagge signalisiert Badeverbot. An besonders ausgezeichneten Stränden weht eine »Blaue Flagge« als Umweltsymbol.

Viele Hotels verfügen über eigene **Pools**, die teils auch öffentlich zugänglich sind, z. B. im Cliff-Hotel in Sellin, im Rügenhotel in Sassnitz, im Soibelmanns Hotel (früher Störtebeker Sporthotel) in Samtens und im Hotel Binz-Therme in Binz. **Erlebnisbäder** gibt es in Neddesitz (SPLASH), in Sellin (AHOI Rügen) sowie in Stralsund (HanseDom).

Segeln

Der größte **Segelhafen** befindet sich in Lauterbach, wo mehrere Unternehmen Boote verleihen und Kurse anbieten (www.im-jaich.de). Wasserwanderer finden Rastplätze u. a. in Stralsund, Altefähr, Breege, Dranske, Lohme, Gager, Lauterbach, Neuendorf/Hiddensee, Sassnitz, Schaprode, Seedorf, Baabe, Sellin, Vitte/Hiddensee, Anleger Glewitzer Fähre und Wiek.

Tankstellen für Motorboote und Jachten gibt es in den Häfen von Breege, Lauterbach, Sassnitz, Stralsund und Vitte/Hiddensee.

Windsurfen

Das Paradies für Surfer sind die windreichen Gegenden am Südperd des Mönchguts und am Strelasund sowie vor der Nordküste von Wittow. **Surfschulen** gibt es u. a. auf den Campingplätzen von Thiessow und Suhrendorf/Ummanz; außerdem in Dranske, Glowe, Binz, Baabe und in Vitte auf Hiddensee. Zu den größten Stehrevieren Deutschlands zählt Suhrendorf.

Telefon und Internet

In einigen ländlichen Gebieten können Telefonieren und Surfen im Internet zum Problem werden. Wer auf Nummer sicher gehen möchte, schaut auf die Netzabdeckungskarte seines Providers. Auf Hiddensee stehen öffentliche, kostenpflichtige Internetzugänge im Hafencenter Kloster und in der Insel Info in Vitte zur Verfügung.

In den meisten Hotels, Ferienanlagen und gastronomischen Einrichtungen wird **kostenfreies WLAN** angeboten. Auch auf vielen öffentlichen Plätzen gibt es kostenfreie Hot-Spots, z. B. auf dem Marktplatz in Bergen oder auf der Binzer Strandpromenade.

Unterkunft und Hotels

Hotels, Pensionen und Ferienwohnungen

Sei es Schlaffass, Heuboden, Leuchtturm und Leuchtturmwärterhäuschen, Gutshaus, Villa oder Hotelanlage – die Art der Unterkünfte scheint auf Rügen unendlich. Die meisten Ferienanlagen, Hotels, Pensionen und Ferienwohnungen befinden sich in den Osteebädern im Südosten von Rügen sowie in Sassnitz und sind bestens ausgestattet. In der Hauptsaison und über den Jahreswechsel ziehen die Vermieter die Preise größtenteils an. In der Nebensaison locken zahlreiche Hotels mit Sonderarrangements. Eine Auswahl empfehlenswerter Hotels, Pensionen und Ferienwohnungen finden Sie auf den Übernachten-Seiten jeweils am Ende der Buchkapitel im Hauptteil des Reiseführers. Umfassende **Gastgeberverzeichnisse** verschicken die Touristeninformationen und Kurverwaltungen. Auch die kostenlose **Rügen-App** für Android und iPhone stellt eine Vielzahl von Übernachtungsmöglichkeiten mit Buchungsfunktion vor.

Jugendherbergen und -dörfer

Jugendherbergen gibt es in Binz, Sellin und Prora. Diese sind komfortabel ausgestattet und keinesfalls mehr mit den Herbergen anno dazumal zu vergleichen. In Stralsund liegt die Jugendherberge etwas außerhalb, im Ortsteil Devin am Strelasund. Jugendferiendörfer gibt es in Altenkirchen-Drewoldke bei Juliusruh und auf Ummanz.

Camping

Es gibt 27 Camping-/Caravaningplätze auf Rügen. Die Plätze sind weitläufig, liegen in der Regel am Wasser und haben meistens Baumbestand. Da sie in DDR-Zeiten das Gros der Urlauber aufnahmen, bieten viele von ihnen auch Bungalows und Ferienhäuser. Beschreibungen geprüfter Campingplätze bieten der jährlich aktualisierte ADAC Campingführer sowie der ADAC Stellplatzführer (www.campingfuehrer.adac.de). Die Inhalte gibt es auch als App für iPhone, iPad und Android.

Wohnmobil

Rügen bietet gut ausgestattete Stellplätze in allen wichtigen Ferienorten. Sie verfügen über sanitäre Einrichtungen und Wasserzapfsäule. Detaillierte Beschreibungen geprüfter Plätze bietet der jährlich aktualisierte ADAC Stellplatzführer Deutschland/Europa (im Buchhandel und bei ADAC Geschäftsstellen sowie als App erhältlich). Die ADAC Wohnmobilvermietung vermietet ganzjährig Wohnmobile, ADAC Mitglieder genießen dabei Preisvorteile und Zusatzleistungen; Tel. 089/76 76 38 28 für Vermietungen innerhalb Deutschlands.

Verkehrsmittel auf der Insel

Bahn

Auf Rügen verkehren Züge der **Deutsche Bahn** und der **ODEG** ab Stralsund über den Rügendamm nach Bergen, Binz und Sassnitz. Auf der Strecke gibt es eine Reihe weiterer Haltepunkte. Von der Hauptstrecke gibt es eine Zubringerbahn von Bergen zur Endstation der Rügenschen BäderBahn Rasender Roland in Putbus oder Lauterbach. Am Kap Arkona und durch die Badeorte Binz, Prora, Sellin und Baabe rollen Bäderbahnen.

Ab Putbus, im Sommer auch ab Lauterbach, fährt der über 100 Jahre alte **»Rasende Roland«** mit Dampfzügen im 2-Stunden-Takt nach Göhren. Rund 8-mal am Tag schnauft er in jede Richtung (Okt.–Mai 6-mal) und braucht für die Strecke rund 1 Std. und 15 Min. (bei Aufenthalt in Putbus länger). Im Sommer gibt es zusätzliche Züge zwischen Binz und Göhren.

Pressnitztalbahn

■ Zweigniederlassung Rügensche BäderBahn, Bahnhofstr. 14, Putbus, Tel. 03 83 01/88 40 12, www.ruegensche-baederbahn.de

Bus

Die **Verkehrsgesellschaft Vorpommern-Rügen mbH** (VVR, www.vvr-bus.de) bietet in der Hauptsaison Ausflugsrouten zu allen wichtigen touristischen Zielen an, auf denen man mit Tagestickets oder Kombi-Tickets (Bus-Schiff-Bahn) fahren kann. Zudem gibt es einen regelmäßigen Busservice mit ca. 25 Linien von Bergen zu allen Orten auf Rügen und nach Stralsund. Die Fahrpläne wechseln zwischen Sommer- und Wintersaison. Auf Hiddensee verkehrt wochentags der Inselbus.

Fahrrad

Bestens zum Radfahren geeignet sind z. B. Mönchgut, Wittow, Ummanz und Hiddensee. Gut ausgeschildert ist etwa der rund 275 km lange **Rügenrundweg**. In den meisten Orten Rügens gibt es Möglichkeiten, Räder zu mieten. Wem die Puste ausgeht, kann im Sommer RADzfatz-Busse der VVR nutzen. Das sind Linienbusse mit Fahrradanhänger. Auf Hiddensee gibt es an allen drei Fährhäfen Leihstationen.

Flugzeug

Die **Ostsee-Flug-Rügen GmbH** bietet Charterflüge und Inselrundflüge (Binz-Tour 76 €/20 Min.) in ein und zweimotorigen Maschinen vom Flughafen Rügen in Güttin aus. ■ Infos: Flugplatz Rügen, Güttin, Tel. 038306/1289, www.flugplatz-ruegen.de

Mietwagen

Lokale Anbieter finden sich z. B. in Bergen, Binz, Sassnitz und Stralsund. Für Mitglieder bietet die ADAC Autovermietung günstige Konditionen an. Buchungen über adac.de/autovermietung, die ADAC Geschäftsstellen oder unter Tel. 089/76 76 20 99.

Schiff

Boddenreederei Rügen Ausflugsfahrten über den Bodden sowie Linienfahrten nach Peenemünde (Usedom). ■ Zum Höft 10, Gager, Tel. 038308/8389, www.boddenreederei-ruegen.de

Bornholmslinjen Ganzjährig verkehren Fähren von Sassnitz auf die Insel Bornholm in Dänemark. ■ www.bornholmslinjen.de

Reederei Adler-Schiffe Ausflüge von Sassnitz, Binz, Sellin und Göhren zu den Kreidefelsen sowie zum Kap Arkona. ■ Hafenstr. 12/Haus J, Sassnitz, Tel. 038392/3150, www.adlerschiffe.de

Reederei Hiddensee Eine Tochter der Weißen Flotte GmbH, Fähren gehen von Dranske, Schaprode, Stralsund, Wiek und Zingst nach Hiddensee. ■ Fährstr. 16, Stralsund, Tel. 03831/26810, www.reederei-hiddensee.de

Reederei Kipp Ausflüge von Breege und Ralswiek nach Hiddensee und zu den Störtebeker-Festspielen. ■ Dorfstr. 101, Breege, Tel. 038391/12306, www.reederei-kipp.de

Reederei Lojewski Ausflüge von Sassnitz zu den Kreidefelsen auf Rügen. ■ Schlossallee 4–5, Liegeplatz Ostmole, Sassnitz, Tel. 038392/35136, www.reederei-lojewski.de

Stena Line Deutschland Fähren von Sassnitz nach Trelleborg in Schweden. ■ Fährhafen Sassnitz, Tel. 0180/6020100 (0,20 €/Anruf aus dem deutschen Festnetz), www.stenaline.de

Zollbestimmungen

Reisende aus EU-Ländern wie Österreich dürfen Waren für den privaten Gebrauch abgabenfrei in die Heimat nehmen. Bürger der Schweiz dürfen Waren im Wert von 300 € für den privaten Gebrauch aus der EU ausführen.

Die Geschichte Rügens

Ende des 7. Jh. Die Ranen, Rügenslawen, werden erstmals erwähnt.

9.–11. Jh. Burgwälle entstehen, Reste sind noch heute sichtbar (z.B. Kap Arkona, Garz, Bergen).

Mitte 12. Jh. Angriffe der Dänen. Die Christianisierung Rügens beginnt.

1234 Stralsund erhält das Stadtrecht.

1325 Nach dem Tod des Rügenfürsten Wizlaw III. fällt das Fürstentum an das Herzogtum Pommern-Wolgast.

1627–1631 Wallensteins Truppen, Dänen und Schweden besetzen und plündern im Dreißigjährigen Krieg die Insel.

1648 Mit dem Westfälischen Frieden fällt Rügen an Schweden.

1795 In Sagard findet die erste Kursaison statt. Dort sprudeln kohlengesäuerte, eisen- und kalkhaltige Quellen.

1810 Gründung der Stadt Putbus durch Fürst Wilhelm Malte I.

1815 Die Preußenzeit beginnt.

1830 In Binz wird der Badebetrieb aufgenommen. Das erste Hotel folgt 1880.

1883 Zwischen Stralsund, Altefähr und Bergen rattern nun Eisenbahnen.

1897 Die Königslinie Sassnitz–Trelleborg wird eingeweiht.

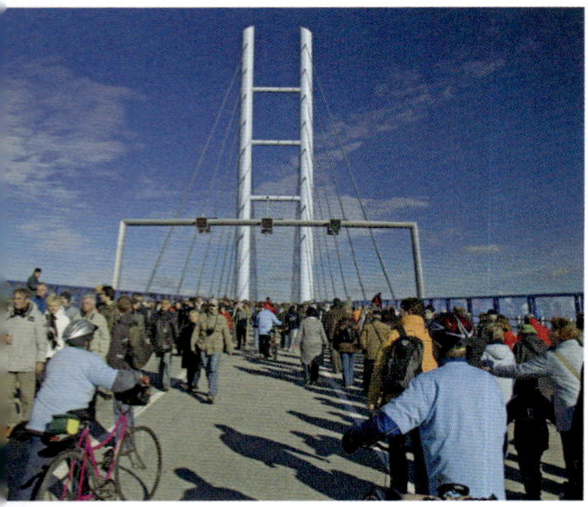

1936 Der Rügendamm wird als direkte Verbindung zum Festland eröffnet.

1938 Die Nationalsozialisten bauen in Prora das monumentale KdF-Seebad.

1945 Bei Luftangriffen werden Hafen- und Bahnanlagen in Sassnitz zerstört. Der Rügendamm wird unpassierbar.

Ab 1945 Viele Flüchtlinge und Heimatvertriebene kommen nach Rügen.

1952 Viele Vermieter von Privatquartieren und Hotels verlieren bei der Aktion Rose ihre Häuser an die DDR-Regierung.

1959 Die Störtebeker-Festspiele werden erstmals in Ralswiek aufgeführt.

1989/90 Nach der Wende verlieren 30 % der Rüganer ihren Arbeitsplatz. Einige Häuser werden rückübertragen.

1998 Das Theater Putbus erstrahlt nach einer sechsjährigen Rekonstruktion wieder in neuem Glanz.

2002 Die Altstadt von Stralsund wird von der UNESCO in die Liste des Welterbes aufgenommen.

2004 Das Nationalpark-Zentrum Königsstuhl wird eröffnet.

2007 Die Rügenbrücke wird als neue Festlandverbindung eingeweiht. Der 127,75 m hohe Jahrhundertbau ist das neue Wahrzeichen von Stralsund.

2011 Die Buchenwälder im Nationalpark Jasmund werden zum UNESCO-Weltnaturerbe erklärt.

2016 Ein neuer Übernachtungsrekord wird aufgestellt: 6,5 Mio. Erster Spatenstich für den Bau des zweiten Bauabschnitts der dreispurigen Schnellstraße.

2020 Die Stralsunder feiern 650 Jahre Frieden zwischen der Hanse und dem Königreich Dänemark.

Viele Besucher nehmen an der Eröffnungsfeier der Rügenbrücke 2007 teil

Alle Blickpunkt-Themen in diesem Band:

Register

Bildnachweis

Titel: Blick auf die Kreidefelsen im Nationalpark Jasmund auf der Insel Rügen
Foto: **Getty Images** (Lonely Planet Images/Manfred Gottschalk)

CC BY-SA 3.0: Chron-Paul 86 – **Corbis:** Sabine Lubenow/JAI 101 – **dpa picture alliance:** Stefan Sauer 27; Jens Büttner 132 – **fotolia:** greenpapillon 5.1; Matthias Stolt 5.2; Axel Burchardt 42/43; Bernd Kröger 51; miracupix 94; refresh(PIX) 110/111; Takashi Images 116/117 – **Getty Images:** Jorg Greuel 14/15; F1online 36 – **Huber Images:** Hans-Peter Szyszka 30, Cornelia Dörr 52; Christian Bäck 68/69, 89; Reinhard Schmid 81 – **imago stock:** 136 – **Jahreszeiten Verlag:** Philip Koschel 6.3, 55, 61; Lukas Spoerl 8/9, 10.2 – **laif:** Thorsten Futh 17.2, 28 – **Look-foto:** Heinz Wohner 11.2, 13.2; Ulf Böttcher 12.2; Sabine Lubenow 12.3, 17.4, 24, 47, 78, 103, 105; Thomas Grundner 58, 75; Christian Bäck 97 – **mauritius images:** imageBROKER/Günter Flegar 10.1; Matthias Graben 11.1; Siegfried Kuttig 22/23, 144.1; ib 106; Julie Woodhouse 119; foodcollection 13.3; Torsten Krüger 18; Jean Schwarz 35; Udo Siebig 39; Harald Lange 40; Travel Collection 93 – **Seasons Agency:** GourmetPictureGuide 6.2; Jalag/Walter Schmitz 17.1; Philip Koschel 67.1 – **Shutterstock.com:** anyaivanova 3/4; ricok 9, 13.1, 120; Andreas Altenburger 48; Bildagentur Zoonar GmbH 63; mitchFOTO 90; panoglobe 144.2 – **Stefan von Stengel:** 83 – **stock.adobe.com:** autofocus67 65; iz 72; Katja Xenikis 85.1

Zum Zeitpunkt der Drucklegung waren die Auswirkungen von Covid-19 auf das Hotel- und Gastgewerbe vor Ort noch nicht vollständig abzusehen. Bitte informieren Sie sich über die jeweiligen Internetadressen.

Herausgeber: GRÄFE UND UNZER VERLAG GmbH, Postfach 86 03 66, 81630 München
Leitender Redakteur: Benjamin Happel
Autoren: Janet Lindemann, Gabriel Calvo Lopez-Guerrero und Sabine Tzschaschel
Verlagsredaktion: Nadia Terbrack (verantw.), Gernot Schnedlitz, Silke Tauscher
Redaktion und Satz: Ewald Tange, tangemedia, München
Bildredaktion: Dr. Nafsika Mylona
Schlusskorrektur: Heidemarie Herzog
Reihengestaltung: Independent Medien Design, Horst Moser, München; Eva Stadler, München
Kartografie: Huber Kartographie GmbH, www.kartographie.de; Kunth Verlag GmbH & Co. KG, München
Herstellung: Mendy Willerich
Druck + Bindung: Drukarnia Dimograf Sp z o.o. (Polen)

Ansprechpartner für den Anzeigenverkauf:
KV Kommunalverlag GmbH & Co. KG, MediaCenter München, Tel. 089/928 09 60

Bei Interesse an maßgeschneiderten B2B-Produkten:
roswitha.riedel@graefe-und-unzer.de

GRÄFE UND UNZER

Ein Unternehmen der
GANSKE VERLAGSGRUPPE

ISBN 978-3-95689-778-8
3., unveränderte Auflage 2021

LESERSERVICE
GRÄFE UND UNZER Verlag
Grillparzerstraße 12
81675 München
www.graefe-und-unzer.de

Die Daten und Fakten für dieses Werk wurden mit äußerster Sorgfalt recherchiert und geprüft. Wir weisen jedoch darauf hin, dass diese Angaben häufig Veränderungen unterworfen sind und inhaltliche Fehler oder Auslassungen nicht völlig auszuschließen sind. Für eventuelle Fehler oder Auslassungen können Gräfe und Unzer, die ADAC Medien und Reise GmbH sowie deren Mitarbeiter und die Autoren keinerlei Verpflichtung und Haftung übernehmen.

Aus Gründen der besseren Lesbarkeit wird in diesem Buch bei Personenbezeichnungen das generische Maskulinum verwendet. Es gilt gleichermaßen für alle Geschlechter.

PEFC
PEFC/32-31-076

Umwelthinweis
Dieses Buch ist auf PEFC-zertifiziertem Papier aus nachhaltiger Waldwirtschaft gedruckt.

Unterwegs auf Rügen

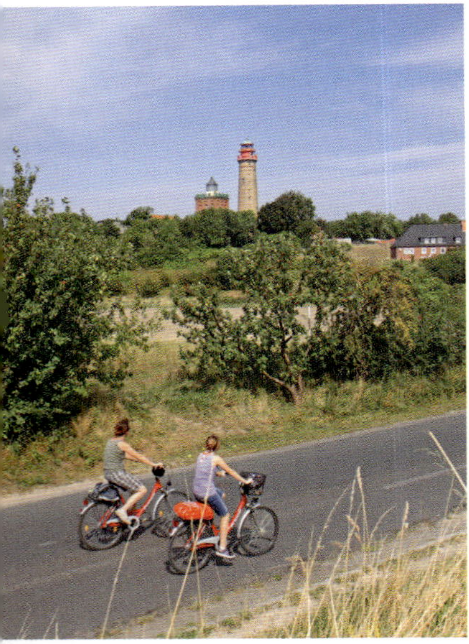

Mit dem Auto

Rügen verfügt über ein weit verzweigtes Straßennetz. Bundes- und Landstraßen führen in alle Inselteile. Auf Nebenstrecken kann es schon mal etwas holprig werden. Alljährlich Himmelfahrt kommen Oldtimerfreunde aus ganz Deutschland zu den Rügenclassics zusammen (www.ruegenclassics.de).

■ Details auf Seite 128

Mit Bus und Bahn

In den Sommermonaten kann es schon mal eng werden. Pünktlich und verlässlich fahren die Regionalzüge der DB und die Schmalspurbahn »Rasender Roland«. Busse der VVR steuern fast alle Inselorte an.

■ Details auf Seite 134

Mit dem Fahrrad

Zu den schönsten Radstrecken gehören die Wege auf der idyllischen Halbinsel Mönchgut und der Hochuferweg von Juliusruh nach Dranske. Während des Sommerfahrplans verkehren die Linienbusse mit einem Fahrradanhänger. Jährlich kommen neue Radwege hinzu (www.radfahren-auf-ruegen.de).

■ Details auf Seite 135

Auf Schusters Rappen

Rügens Wanderwege gehören zu den schönsten in Deutschland. Einige wurden mehrfach ausgezeichnet. Der Hochuferweg im Nationalpark Jasmund bietet traumhafte Ausblicke auf Kreidefelsen und Ostsee. Schöne Routen und Spaziergange finden Sie bei den jeweiligen Sehenswürdigkeiten.

■ Details auf Seite 75

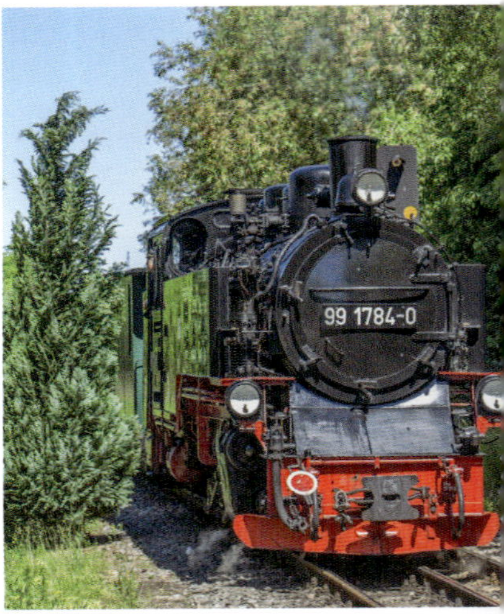